Autogenes Training zum Entspannen für Kinder

Mit den schönsten Fantasiereisen sanft entspannen, Stress abbauen und Kraft tanken

Lorena Kibitz

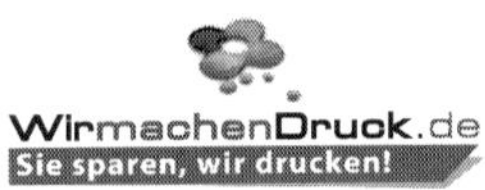

Email: info@edition-lunerion.de
www.edition-lunerion.de

Psiana eCom UG
Berumer Str. 44
26844 Jemgum

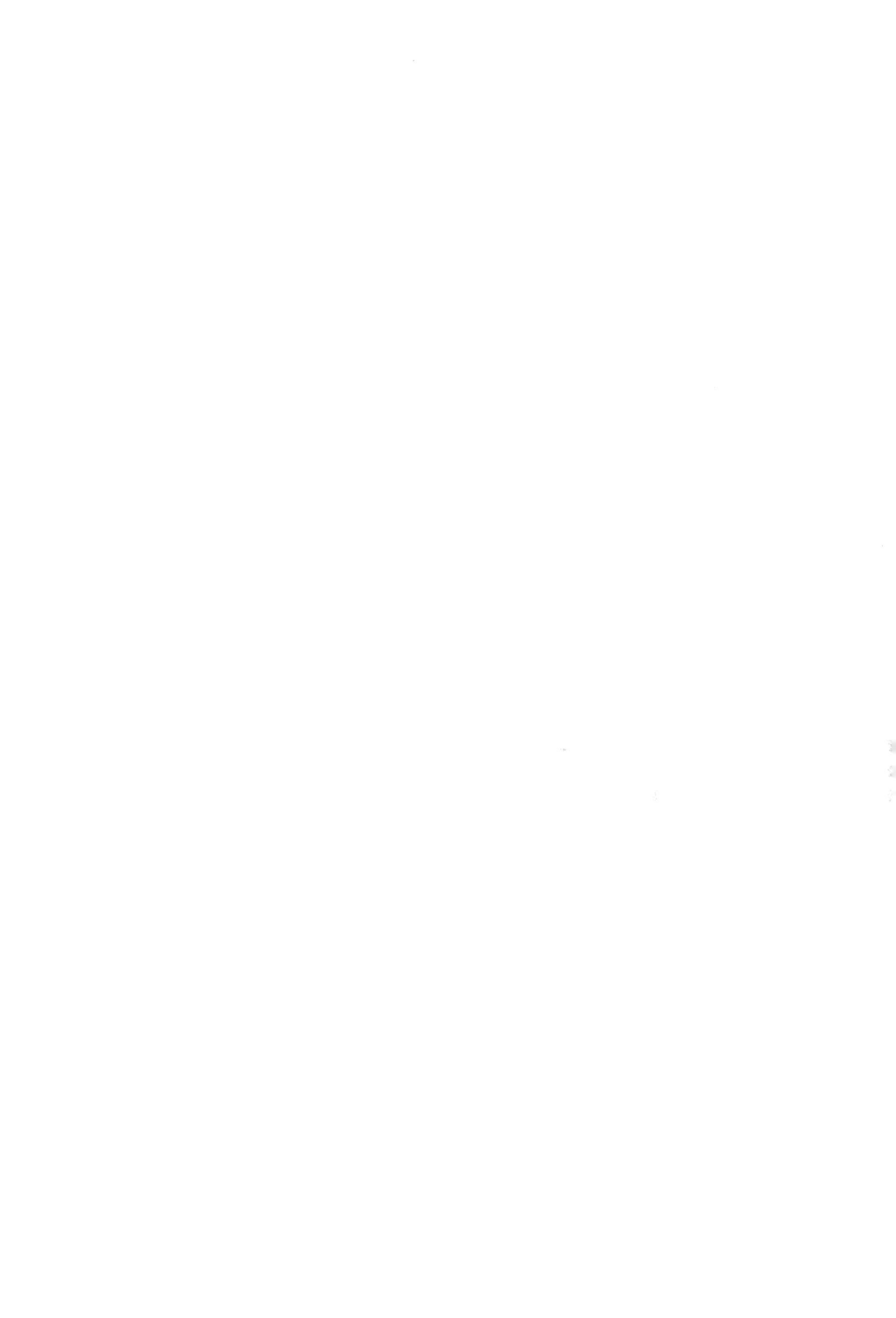

INHALT

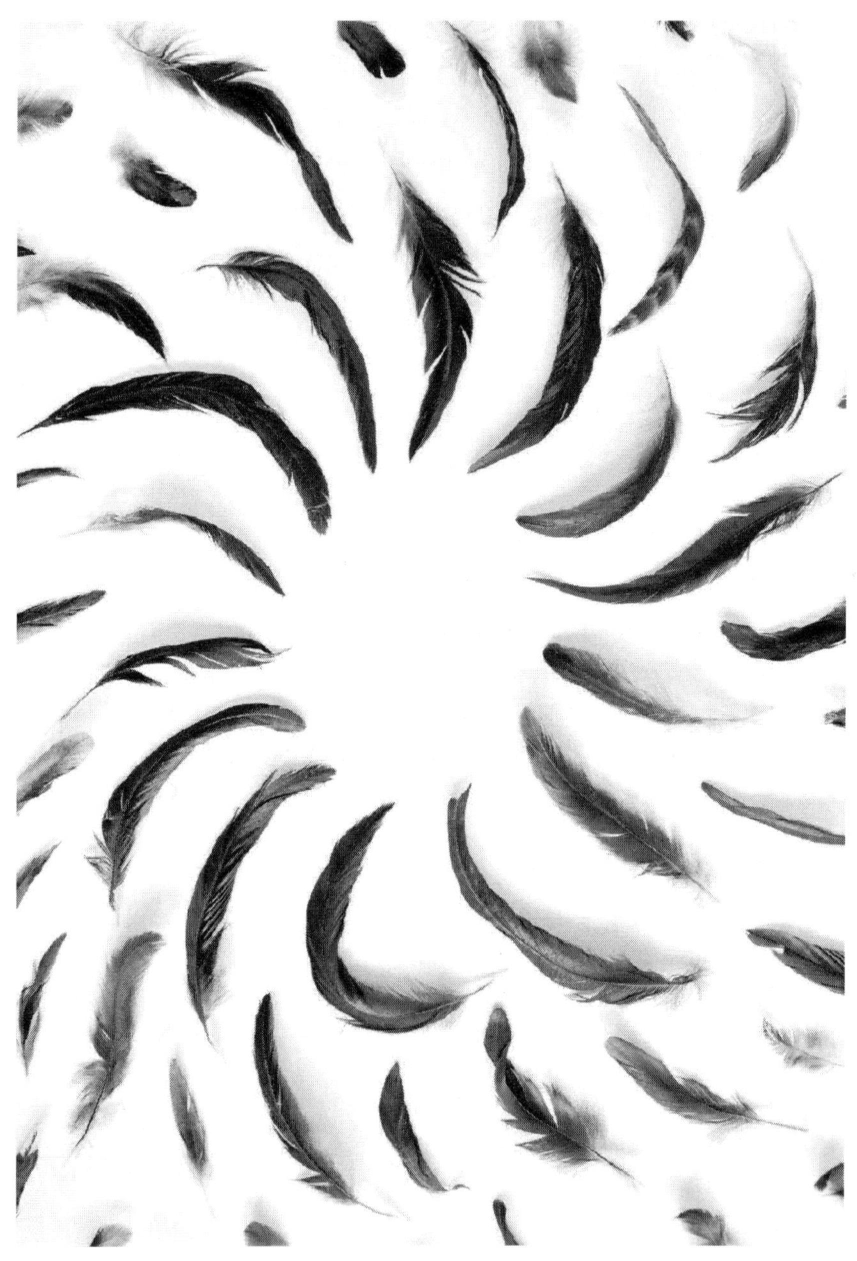

In der Ruhe...

Um zu verstehen, wie sehr wir in der Lage sind, mit der Kraft unserer Gedanken unseren Körper zu beeinflussen, bitte ich Sie, eine kurze Übung durchzuführen. Stellen Sie sich hin und versuchen Sie, mit den Händen Ihre Füße zu berühren, ohne dabei in die Knie zu gehen. Wenn Sie zu dem sehr geringen, gelenkigen Teil der Erwachsenen zählen, der diese Übung spontan schafft – herzlichen Glückwunsch! Sie haben sich Ihre Jugend eindeutig bewahrt. In diesem Fall müssen Sie auf meine Worte vertrauen, ohne das eindrückliche Beispiel, welches den restlichen Hörern bevorsteht.

Sollten Sie Ihre Füße nicht berührt haben, merken Sie sich die Stelle, bis zu welcher Sie bisher gekommen sind. Die gleiche Übung führen Sie nun ein zweites Mal durch, aber dieses Mal schließen Sie vorher die Augen. Denken Sie ganz fest daran, dass Sie es jetzt schaffen werden.

„Ich werde jetzt meine Füße mit den Händen berühren! Ich kann das! Ich bin so gelenkig, dass meine Hände auf jeden Fall meine Füße berühren! Ich schaffe das!" Wenn Sie solche und ähnliche Gedanken überzeugt gedacht haben, führen Sie die Übung erneut durch. Mit großer Wahrscheinlichkeit haben Sie dieses Mal

entweder Ihre Füße berührt oder aber Sie sind deutlich weiter nach unten gekommen als beim letzten Mal.

Doch warum sprechen wir überhaupt über die Fähigkeit, unseren Körper mithilfe unserer Gedanken zu beeinflussen? Ganz einfach: Weil diese Fähigkeit schon unseren Kindern Türen öffnet! Sie lässt sie aus der Welt der Anspannung und Schnelllebigkeit in eine Welt eintreten, die ihnen den Gegenpol der Ruhe und Entspannung schafft. Ganz egal, wie stressig die Welt um sie herum sein wird – Kinder, die im autogenen Training sind, werden in der Lage sein, sich für kurze Zeit auf ihre eigenen Ruheinseln zu beamen und ihren Akku wieder vollständig aufzuladen. Dadurch werden sie zwangsläufig gesünder, leistungsfähiger und glücklicher sein. Schließlich wissen wir alle, dass wir uns mit vollen Batterien wohler fühlen, als wenn wir immer auf Reserve laufen, nicht wahr?

Dabei legt dieses Buch den Fokus auf die Praxis. Die theoretische Einleitung zum Thema Stress und eine Einführung in das Thema des autogenen Trainings sind für Sie als Elternteil gedacht. In den entsprechenden Kapiteln bekommen Sie das Handwerkszeug, um mit Ihrem Kind die Grundstufen des Trainings zu erlernen. Die Fantasiereisen verbinden dann Ihr erlerntes Wissen mit praktischen Elementen – völlig ohne Druck und Ängste!

Sie haben eine intensive Reise vor sich, von der nicht nur Ihr Kind, sondern auch Sie enorm profitieren werden. In diesem Moment beginnen Sie, Ihr gemeinsames Leben zu verändern. Auf dieser Reise wünsche ich Ihnen viel Freude, Entspannung, Mut und Momente, die Sie nicht vergessen werden! Lassen Sie uns also eintauchen in ein neues Leben, in dem „innere Wärme“, „angenehme Schwere“ und „tiefe Ruhe“ einziehen dürfen!

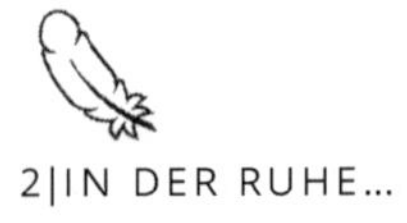

Die Sache mit dem Stress

„Ich habe Bauchweh!“, „Mein Kopf tut weh!“, „Ich habe Ohrenschmerzen!“

Möglicherweise haben Sie einen dieser Sätze bereits häufiger aus dem Mund Ihres Kindes gehört. In diesem Fall sind Sie nicht alleine! Denn in unserer heutigen, schnelllebigen Gesellschaft sind selbst Kinder häufig einer Dysbalance – einem Ungleichgewicht – zwischen Anspannung und Entspannung ausgesetzt. Schon ab dem Kindergartenalter wird ihnen beigebracht, sich an Regeln zu halten, sich in einer Gruppe einzufügen, Leistung spontan abzurufen, Fähigkeiten und Fertigkeiten zu erlernen und auszubauen – schließlich klopft die Schule bereits an die Tür, mit den Worten: „Der Ernst des Lebens geht bald los! Besser, du bist vorbereitet!“

Was ein wenig überspitzt klingt, ist jedoch keineswegs mit einem lachenden, sondern vielmehr mit zwei weinenden Augen zu betrachten. Denn Kinder haben heutzutage kaum noch die Chance, in Entspannungssituationen zu gelangen. Vielmehr müssen sie den ganzen Tag über aufmerksam sein, um den Anschluss nicht zu

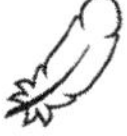

verpassen. In der Grundschule werden die kleinen Rohdiamanten dann weiter geschliffen. Die kindliche Neugierde wird zugunsten des Leistungsgedankens unterdrückt, die Aufmerksamkeit ohne Ausnahme auf Unterrichtsinhalte gelenkt. Spätestens ab Ende der zweiten Klasse wird es dann richtig ernst. Schließlich stehen bald die ersten Klassenarbeiten an. Und wer bei diesen keine Bestnoten hinlegt, der wird es im Leben zu nichts bringen – das weiß doch jedes Kind.

Diese und ähnliche Gedanken werden Kindern heutzutage allzu früh eingepflanzt. Dabei ist der Leistungsgedanke nicht der einzige, der Kinder in Stresssituationen geraten lässt. Kinder sind im Kontakt mit anderen einem großen sozialen Druck ausgesetzt. Ihren Platz in einer Gruppe zu finden, sich einzugliedern und sich in ihrem Umfeld wohlzufühlen, erfordert unfassbar viel Anstrengung. Alleine dieser Prozess versetzt sie in einen andauernden Zustand der Anspannung. Dass nachmittags häufig bereits in der Grundschule eine Menge Hausaufgaben anstehen, nicht wenige Hobbys gepflegt werden müssen und dann zur scheinbaren Entspannung Medien genutzt werden, ist da nur das i-Tüpfelchen. Wenn nun auch noch Versagensängste und Leistungsdruck durch anstehende Schulnoten hinzukommen, haben Kinder nahezu keinen Gegenpol mehr, der ihnen hilft, sich zu entspannen. Das hat Folgen! Bei nicht wenigen Kindern setzt sich bereits im Grundschulalter eine Prüfungsangst fest, die oft lebenslang anhält. Kinderärzten zufolge klagen immer mehr und immer jüngere Kinder über Kopf-, Bauch- und Ohrenschmerzen. Auch Schlafstörungen und damit einhergehende Konzentrationsschwierigkeiten haben massiv zugenommen. Mobbing im Grundschulalter kommt im Vergleich zu früher signifikant häufiger vor und ist nicht zuletzt auf eine allgemeine Unausgeglichenheit und auf Überforderung zurückzuführen.

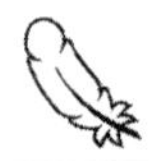

Kein Kind ist in der Lage, selbstständig eine Balance zwischen Anspannung und Entspannung zu schaffen – schon gar nicht unter den beschriebenen Voraussetzungen. Es ist also unsere Pflicht, unseren Kindern den so wichtigen Gegenpol zu liefern, der heutzutage fehlt – nämlich die Möglichkeit, in die Entspannung zu kommen! Nur so wird es unseren Kindern möglich sein, auf den eigenen Akkustand zu achten, die Batterien wieder neu zu laden und sich erst bei 100 Prozent dem Leistungsdruck erneut auszusetzen.

Autogenes Training – was ist das überhaupt?

Vorab: Autogenes Training ist sowohl als Präventionsmaßnahme als auch bei bestehenden Symptomen sehr wirkungsvoll. Wenn Ihr Kind aber bereits Symptome wie Kopf-, Bauch- oder Ohrenschmerzen äußert, wenn es geschwächt, unmotiviert oder stark überreizt wirkt, dann ist eine Abklärung durch einen Kinderarzt angebracht. Denn auch, wenn solche Symptome häufig stressbedingt sind, ist dieses natürlich nicht grundsätzlich der Fall. Autogenes Training ersetzt also keinesfalls einen Arztbesuch, sondern kann diesen nur ergänzen.

Sind Sie sich also sicher, dass Ihr Kind einen Gegenpol zum stressigen Alltag braucht, kommt das „autogene Training“ ins Spiel. Viele haben bereits davon gehört, doch nur wenige wissen, worum es sich dabei genau handelt. Einfach gesagt, trainieren wir mit

autogenem Training die Fähigkeit, ganz bewusst und sehr schnell zwischen Situationen der An- und der Entspannung zu wechseln. In einem Alltag, der nahezu keine Entspannung zulässt, ist das eine Fähigkeit, die einer Superkraft gleicht!

Hierzu nutzen wir die sogenannte „Autosuggestion“, also das Wissen, dass wir unseren Körper mithilfe unserer Gedanken beeinflussen können. Denken Sie noch einmal an die Übung, die Sie ganz am Anfang durchgeführt haben. Allein durch Ihre Gedanken ist Ihr Körper zu einer besseren Leistung gekommen. Doch warum ist das so?

Ganz einfach: Unser Gehirn ist nicht in der Lage, Lüge und Wahrheit voneinander zu unterscheiden. Unterbewusst glauben wir sofort, was wir hören. Trichtern wir uns also mehrmals am Tag ein, dass wir „unfähig“ seien, etwas „niemals schaffen“ würden oder „einfach nicht gut genug“ wären, dann wird unser Unterbewusstsein dies als Ist-Zustand wahrnehmen. Da wir in einer defizitorientierten Welt leben, ist dies leider allzu häufig der Fall – und das bereits im Kindesalter. Wie oft hören unsere Kinder, dass sie „zu laut“, „zu hibbelig“ oder „zu unkonzentriert“ seien? Rasch nehmen sie solche Sätze als gegeben hin. Der Selbstwert sinkt, die Ängste und der Druck steigen. Sie befinden sich in einem Kreislauf, aus dem sie nicht alleine ausbrechen können.

Beim autogenen Training nutzen wir diese Unfähigkeit, Wahrheit und Lüge voneinander zu unterscheiden, jedoch, indem wir den Prozess gezielt umkehren. Wir entwickeln Gedankenformeln, die wir nutzen, um in einen Zustand der Entspannung zu gelangen. Das wird nicht von heute auf morgen funktionieren – viel zu lange haben wir den Zustand der Anspannung widerstandslos hingenommen und uns damit arrangiert. Genau aus diesem Grund sprechen wir beim Erlernen der Autosuggestion von einem Training, welches wir tagtäglich mit unseren Kindern angehen sollten.

Für einen kräftigen Motivationsschub sehen Sie hier die positiven Auswirkungen des autogenen Trainings im Überblick:

Positive Auswirkungen auf die Psyche:

- ✓ Tiefe innere Ruhe und Entspannungsempfinden
- ✓ Fokus auf Glücksgefühle und damit eine erhöhte Zufriedenheit
- ✓ Förderung des Selbstwertgefühls sowie Selbstvertrauens
- ✓ Aufschluss über die eigene Kreativität
- ✓ Linderung von psychosomatischen Symptomen (zum Beispiel Kopf-, Bauch- und Ohrenschmerzen)
- ✓ Verbesserung der Konzentrationsfähigkeit
- ✓ Stabilisierung der Emotionalität

Positive Auswirkungen auf den Körper:

- ✓ Tiefere und gleichmäßigere Atemzüge
- ✓ Langsamer Puls
- ✓ Sensibilisierung der taktilen Wahrnehmung
- ✓ Blutdrucksenkend
- ✓ Entspannung verkrampfter Muskeln

URSPRUNG

Den Ursprung findet das autogene Training in der Hypnose. Bereits im Jahre 1908 begann Johannes Heinrich Schultz seine Untersuchungen an seinen hypnotisierten Patienten. Im Zustand der Hypnose finden Patienten tiefste innere Ruhe und sind in der Lage, neue Energie und Kraft zu schöpfen. In einem solchen Moment sind sie in der Lage, Einfluss auf ihr Unterbewusstsein zu nehmen und festgesetzte Gedankenstrukturen umzukehren. Der Nachteil der Hypnose ist allerdings, dass dieser Zustand nicht eigenständig herbeigeführt werden kann, sondern geschultes Fachpersonal benötigt. Schultz wollte jedoch erreichen, dass Patienten in der Lage sein würden, selbstständig in einen hypnoseähnlichen Zustand zu gelangen und somit die Vorteile der Hypnose auch im Alltag zu nutzen.

Dabei orientierte er sich an den Beschreibungen seiner Patienten. Besonders häufig traten demnach unter Hypnose sowohl Schwere- und Wärmegefühle in den Extremitäten als auch eine Beruhigung der Atemfrequenz und des Herzschlages auf. Auch das Gefühl innerer Ausgeglichenheit und einer angenehmen Müdigkeit ohne das Gefühl der Abgeschlagenheit wurde häufig beschrieben.

Schultz nutzte diese Berichte, um erste autosuggestive Ansätze zu entwickeln. Der Grundgedanke hierbei ist, den Prozess umzukehren. Das bedeutet, als Erstes die Wärme, Ruhe, Schwere und Müdigkeit mit der Kraft unserer Gedanken herbeizuführen und demzufolge in einen hypnoseähnlichen Zustand zu gelangen. Das mag im ersten Moment kompliziert klingen – doch denken Sie daran, dass Ihr Gehirn Ihnen alles glaubt, was Sie ihm häufig sagen! Wenn Sie also die Gedanken an Wärme, Ruhe und Ausgeglichenheit regelmäßig trainieren, dann wird Ihr Gehirn darauf reagieren. Glauben Sie an sich!

SYMPATHIKUS UND PARASYMPATHIKUS

Eine tragende Rolle beim autogenen Training hat unser sogenannter „Parasympathikus“. Als Gegenspieler zum „Sympathikus“ ist er ein Teil unseres vegetativen Nervensystems. Was erst einmal sehr fachlich klingt, lässt sich jedoch ganz simpel beschreiben. Unser vegetatives Nervensystem ist für die Balance zwischen Anspannung und Entspannung verantwortlich. Beide Zustände sind für unseren Alltag wichtig. Wir müssen uns anspannen, wenn wir unsere Aufmerksamkeit lenken und uns konzentrieren müssen. Auch, wenn wir körperlich aktiv sind oder in Stresssituationen geraten, ist der Zustand der Anspannung zwingend nötig. In diesem Fall wird der Sympathikus aktiv. Er steuert die Ausschüttung von Stresshormonen – zum Beispiel Adrenalin. Dies hilft uns dabei, uns zu fokussieren, und hält uns einsatzbereit. Wenn der Sympathikus aktiv ist, dann arbeiten wir schneller und effizienter. Lassen Sie uns zum besseren Verständnis einen Blick auf den Hintergrund werfen:

Früher war die Ausschüttung von Stresshormonen überlebenswichtig. Auch heute brauchen wir diese noch, um in Gefahrensituationen handlungsfähig zu sein. Geraten wir in Gefahr, schütten wir Unmengen an Stresshormonen aus. Alles, was nicht überlebenswichtig ist, wird mit sofortiger Wirkung eingestellt. Zum Beispiel findet in solchen Zuständen nahezu keine Darm- oder Blasentätigkeit statt. Müdigkeit ist wie weggewischt und unsere gesamte Aufmerksamkeit bezieht sich auf den Punkt der Gefahrenquelle. Wir sind in solchen Situationen zu körperlichen Höchstleistungen fähig.

Im Alltag ist ein solcher Zustand natürlich nicht so extrem wie gerade beschrieben. Dennoch machen Stresshormone uns für einen bestimmten Zeitpunkt leistungsfähig. Sie helfen uns, aufmerksam zu bleiben und uns nicht ablenken zu lassen.

Warum sollten wir dann die Abgabe von Stresshormonen an unseren Körper unterdrücken? Es mag wie ein Widerspruch klingen, wird aber deutlich, wenn wir beim Beispiel der Gefahrensituation bleiben. Nehmen wir an, ein Urzeitmensch befindet sich auf der Flucht vor einem Tiger. Er rennt so schnell wie noch nie, schlägt Haken, findet blitzschnell Möglichkeiten, zwischen Schlupflöchern hindurchzukommen, und ist dem Tiger immer einen Schritt voraus – bis er schließlich tot umfällt. Der Grund hierfür ist simpel: Unser Körper ist einer solchen Anspannung schlicht und einfach nicht gewachsen. Unsere Höchstleistungen können wir grundsätzlich nur für einen kurzen Zeitraum durchhalten. Anschließend benötigen wir einen entspannenden Gegenpol, um unsere Kraftreserven wieder aufzufüllen. Und auch, wenn wir im Alltag niemals so sehr von Stresshormonen geflutet sind wie in Gefahrensituationen, wirkt sich die andauernde Ausschüttung von Adrenalin negativ aus. Denn auch geringere Dosen des Hormons über einen langen Zeitraum sind sehr schädlich. Erkennbar wird dies an den beschriebenen Folgen, die Kinder bereits zeigen – also Schmerzen, Abgeschlagenheit und damit einhergehende Reizbarkeit, mangelnde Konzentrations- und Leistungsfähigkeit sowie Krankheitsanfälligkeit. Im Erwachsenenalter kommen häufig Bluthochdruck, Magengeschwüre und Herz-Kreislauf-Erkrankungen hinzu. Auch Burnout und Depressionen sind zum nicht geringen Teil auf anhaltende Stresszustände zurückzuführen.

Um dem entgegenzuwirken, kommt der Parasympathikus ins Spiel. Wann immer wir uns in einer Entspannungsphase befinden, wird die Ausschüttung von Stresshormonen unterdrückt. Stattdessen fluten Glückshormone wie Dopamin und Serotonin unseren Körper. Die Blasen- und Darmtätigkeit wird aufgenommen, wir sind unaufmerksam und Körper, Immunsystem und Geist regenerieren sich. Gerade im Schlaf wird der Parasympathikus sehr aktiv. Aber auch am Tag sollte er seine Arbeit aufnehmen. Stattdessen wird er jedoch durch den Sympathikus permanent unterdrückt.

Für unsere Schulkinder heißt das Folgendes: Schon vor der Schule beginnt der Tag häufig sehr hektisch. Hier werden die ersten Stresshormone ausgesendet. Danach treffen unsere Kinder auf ihre Mitschüler – sowohl auf ihre Freunde, aber auch auf die, die Stress in ihnen auslösen. Im Unterricht müssen sie ihren Stresslevel aufrechterhalten, um konzentrationsfähig zu sein. Wenn es zur ersten Pause klingelt, sind die Jungen und Mädchen häufig bereits überspannt.

Wie viele Kinder lehnen sich in diesem Moment gemütlich auf dem Stuhl zurück, schließen die Augen und laden ihre Akkus auf? Ein Blick in das Klassenzimmer zeigt: Die Quote geht gen Null. Stattdessen schlingen sie ihr Schulbrot hinunter, um noch Zeit zum Spielen und Toben zu haben. Der Körper nimmt noch immer Stress wahr. So geht der Schulalltag weiter.

Nach der Schule essen die Kinder möglicherweise zu Mittag und fertigen anschließend die Hausaufgaben an. Danach haben sie eine Verabredung, gehen ihrem Hobby nach oder schauen eine Runde fern. All das scheint oberflächlich entspannend zu sein. Dennoch ist nach wie vor permanent der Sympathikus aktiv, weil die Kinder sich keine Ruhepause gönnen. Medien wie Fernsehen, Tablets, Smartphones oder Spielkonsolen sind das i-Tüpfelchen des Stresses. Das Gehirn Ihres Kindes wird durch die Reize enorm überfordert. Selbst, wenn es scheint, als würde es mithilfe des Medienkonsums ruhig werden, ist das absolute Gegenteil der Fall. Denn im Körper fluten Stresshormone das Blut. In diesem Zusammenhang hat der Parasympathikus nicht die geringste Chance, in Aktion zu treten. Spätestens, wenn Sie darauf aufmerksam machen, dass der Fernseher abgeschaltet oder die Konsole weggelegt wird, werden Sie die Flut dieser Hormone zu spüren bekommen.

Sollten Kinder abends nach dem vielen Stress nicht sofort einschlafen? Nein! Denn der gesamte Körper steckt so voller Stresshormone, dass an Einschlafen häufig erst einmal nicht zu denken ist. Die Nacht ist dementsprechend kurz, sodass die Kinder am nächsten Tag übermüdet erwachen. Um es mit den Worten des Liedermachers Rolf Zuckowski aus seinem Lied über die Jahresuhr zu formulieren: „Und dann? Und dann! Fängt das Ganze schon wieder von vorne an!"

Mit dem autogenen Training wirken wir diesem Prozess entgegen. Durch gezielte Übungen lernt Ihr Kind, den Sympathikus zu unterdrücken und den Parasympathikus zu aktivieren. Ihm wird dabei geholfen, aus dem Ungleichgewicht dieser Gegenspieler wieder ein Gleichgewicht zu machen. So hat es gleichermaßen die Möglichkeit, sich zu konzentrieren und Leistung zu erbringen, aber auch, sich abzuschotten, herunterzufahren und neue Energie und Kraft zu tanken. Ein Leben außerhalb der Tankreserve! Klingt das nicht nach purem Glück?

GRUND- UND MITTELSTUFE

In der Grundstufe des autogenen Trainings erlernen Sie mit Ihrem Kind die Fähigkeit, Gedankenformeln mit dem vegetativen Nervensystem zu verknüpfen. Sie trichtern also die Wahrheit, die Sie vermitteln wollen, nach und nach ein. Sie erinnern sich? Je häufiger Sie bestimmte Gedanken denken, desto wahrer werden diese für Ihr Gehirn. Lassen Sie Ihr Kind also zum Beispiel häufig daran denken, dass ihm wohlig warm sei, es ruhig und entspannt sein dürfe oder es sich gehenlassen könne, dann wird sein Gehirn dieses glauben und den Parasympathikus aktivieren. Um diesen Zustand herstellen zu können, müssen die Grundübungen jedoch sehr regelmäßig durchgeführt werden – am besten dreimal täglich. Wenn Sie jetzt denken, dass das wirklich sehr häufig sei, dann zählen Sie gerne einmal mit, wie häufig am Tag Sie negative Gedanken über sich selbst haben. Verglichen damit sind die Übungen ein Witz. Ihrem Kind wird es da sehr ähnlich gehen.

Spannenderweise sind Kinder grundsätzlich ohnehin sehr viel lernbereiter als Erwachsene. Wenn Sie erst einmal die Routine einer täglichen Übung haben, dann bestehen sie sehr häufig auf die Durchführung. Kurz gesagt: Während wir Erwachsene uns überlegen, welche Ausrede wir für das Aussetzen der heutigen Übung nutzen könnten, haben Kinder diese längst durchgeführt. Ein weiterer Faktor spricht dafür, Kindern das autogene Training näherzubringen: nämlich die Fähigkeit, sich ganz unvoreingenommen auf Neues einzulassen und sich Dinge vorzustellen, die erst einmal nicht realistisch scheinen. Kommen wir ein weiteres Mal auf den Versuch vom Anfang zurück. Möglicherweise haben Sie mit den Gedanken, dass Sie dieses Mal wirklich Ihre Füße berühren würden, gleichzeitig sehr stark gezweifelt. Auch die Vorstellung, dass Ihre Gliedmaßen sich allein durch Ihre Gedanken erwärmen werden, lässt Sie zuerst sicher zweifeln. Kinder gehen sehr viel offener und neugieriger an solche Erfahrungen heran. Kinder sind beeinflussbar und erforschen Ihren Körper bei den Übungen, anstatt daran zu zweifeln, dass diese auch wirklich wirksam sind. Dass sie ihren Körperempfindungen noch sehr nahe sind, kommt ihnen zusätzlich zugute.

In der Grundstufe lernen Sie mit Ihrem Kind, wie es gezielt zwischen An- und Entspannung wechseln kann. In sechs unterschiedlichen Übungseinheiten werden die Gedankenformeln, die Ihr Kind nutzen wird, erlernt und automatisiert. Nehmen Sie sich Zeit für diesen Prozess. In der praktischen Anleitung erfahren Sie, wie und wann Sie die Übungen mit Ihrem Kind durchführen sollten.

Anschließend gelangen Sie zur Mittelstufe. Hier entwickeln Sie mit Ihrem Kind Sätze, die sich in den Alltag integrieren lassen. Hier wird also die vorher erlernte Fähigkeit, den Parasympathikus zu aktivieren, in Alltagssituationen eingegliedert.

Doch wie wir alle wissen, ist das Wissen über theoretische Inhalte nur die halbe Miete. Nachdem Sie also die wichtigsten Basics zu den Themen Stress und autogenes Training erlernt haben, möchten Sie genau so gerne starten, wie ich, nicht wahr? Dann möchte ich Sie nicht länger auf die Folter spannen und mit Ihnen und Ihrem Kind gemeinsam in die Praxis gehen. Gehen Sie gerne gemeinsam mit Ihrem Kind an die kommenden Übungen heran. In der Regel lernen Kinder vom Sehen und Nachahmen. Wenn Sie also das Training zusammen mit Ihrem Kind starten, stärken Sie nicht nur Ihre gemeinsame Bindung, weil Sie zusammen etwas für sich tun – Ihr Kind wird die Übungen auch mit sehr viel mehr Leichtigkeit übernehmen.

Die ersten praktischen Elemente

Wie bereits beschrieben, geht es in der Grundstufe vorrangig darum, Gedankenimpulse zu etablieren, die sich nach und nach auf den Körper übertragen werden. Sagen Sie Ihrem Körper beispielsweise, dass er angenehm warm ist, wird Ihr Gehirn diesen Zustand nach einiger Zeit automatisch herbeiführen. Der Herzschlag und die Atmung werden sich verlangsamen, dafür kräftiger und intensiver werden und dem Körper automatisch mehr Sauerstoff zuführen. Hierdurch werden sich die Blutgefäße erweitern und die Extremitäten werden sich wärmer anfühlen. Auf diese Weise funktioniert jede Grundstufenübung, die Sie im folgenden Kapitel erlernen werden. An dieser Stelle möchte ich noch einmal darauf hinweisen, dass Erfolge nicht innerhalb weniger Tage zu erwarten sind. Geben Sie nicht auf, wenn Sie nach einer Woche noch keine warmen Hände oder Füße verspüren. Ihr Körper und der Körper Ihres Kindes sind zum Großteil auf „Stress" gepolt. Das gezielte Umschalten von Anspannung in Entspannung und wieder zurück muss er erst einmal lernen. Vermitteln Sie Ihrem Gehirn dennoch nach wie vor mehrmals täglich für zirka drei Minuten, dass die Grundstufenübungen ein „Ist-Zustand" sind. Der Erfolg wird sich einstellen – auch, wenn sich eine tiefe, seelische Ausgeglichenheit

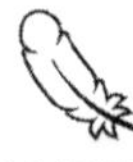

manchmal erst nach Monaten einstellt. Bleiben Sie dran! Sie tun sich und Ihrem Kind etwas Gutes, was ein Leben lang anhalten wird. Darauf dürfen Sie vertrauen. Auch, wenn autogenes Training nicht geführt wird, benötigen Kinder anfangs eine klare Anleitung. Anfangs sind Sie somit das führende Element. Erst, wenn Ihr Kind die Gedankenformeln beherrscht, wird es in der Lage sein, sie alleine durchzuführen.

Zum Integrieren der Gedankenformeln können Sie mehrere Positionen gemeinsam einnehmen. Entweder legen Sie sich gemeinsam auf einer weichen Unterlage auf den Boden oder Sie führen die Übungen im Sitzen mit angelehntem Kopf durch oder nehmen die Droschkenkutscherhaltung ein. Hierfür werden Kopf und Rücken nach vorn gebeugt, die Unterarme werden auf den Knien abgelegt und der Kopf wird hängengelassen. Wärmen Sie den Raum vor, damit Sie und Ihr Kind sich wohlig warm fühlen. Das Frieren wirkt dem Zustand der Entspannung entgegen. Sorgen Sie dafür, dass Sie während der Übungen nicht gestört werden, da dies den Entspannungsprozess unterbricht. Dann kann es losgehen.

DAS ZURÜCKKOMMEN

Im Anschluss an die Übungen helfen Sie sich und Ihrem Kind dabei, wieder in den Alltag zurückzukommen. Hierfür werden natürliche Aufwachbewegungen, wie zum Beispiel das Strecken der Arme und Beine, tiefes Atmen und das Öffnen der Augen, nachempfunden. Es ist wichtig, diese Abschlussübung durchzuführen, um gezielt wieder von der Entspannung in die Aktivität umzusteigen. Sollten Sie mit Ihrem Kind die Übung abends vor dem Einschlafen durchführen, fällt das Aktivieren jedoch aus, um die Entspannung direkt als schlafeinleitende Phase zu nutzen.

PROGRESSIVE MUSKELENTSPANNUNG

Die progressive Muskelentspannung nach Jacobson ist keine Grundstufe des autogenen Trainings, allerdings ist sie eine großartige Möglichkeit, um einen ersten Zugang zum Körper zu schaffen. Der Grundgedanke hierbei ist, dass Entspannung wesentlich leichter zu spüren ist, wenn eine Anspannung vorausgegangen ist. Das kennen wir alle von sportlichen Aktivitäten. Wir bringen vollen Körpereinsatz – das anschließende Gefühl der Entspannung ist bedeutend intensiver zu spüren, als wenn wir uns ohne vorangegangene Anstrengung aufs Sofa setzen würden. Doch keine Sorge: Dies ist kein Sportratgeber, der Sie an Ihre körperlichen Grenzen bringt. Es ist ein Ratgeber zum Thema Entspannung, nicht wahr? Aus diesem Grund wird mit der progressiven Muskelentspannung lediglich ein kurzer, intensiver *An*spannungsprozess herbeigeführt, um der *Ent*spannungsphase näherzukommen. Zwischen den Anspannungsphasen der einzelnen Körperbereiche befinden sich jeweils die entspannenden Momente. Nach jeder Anspannung wird der Körper ganz bewusst gelöst und die Muskeln dürfen sich entspannen. Diese Momente sind die wichtigsten, denn hierdurch werden Sie und Ihr Kind spüren, wie sich Entspannung tatsächlich anfühlt. Sie bekommen dadurch einen Zugang zu jeder einzelnen Körperpartie.

Tipp: Arbeiten Sie mit Ihrem Kind gerne mit Bildern. Zum Beispiel können Sie vermitteln, dass Sie gemeinsam mit den Füßen eine Zitrone auspressen und die Zehen dafür kräftig beugen müssen. Auch Bilder, dass der Rücken „hart wie ein Brett" ist oder die Hände Wasser aus einem Stein oder einem Schwamm herausdrücken, werden Ihrem Kind helfen, eine bessere Vorstellung zu bekommen.

Eine progressive Muskelentspannung sollte gut vorbereitet werden. Am besten wird sie im Liegen durchgeführt. Legen Sie sich

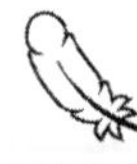

hierfür gemeinsam mit Ihrem Kind auf den Boden. Sie sollten den Untergrund gut spüren – eine Matratze ist in diesem Fall zu weich. Besser geeignet ist eine mehrfach gefaltete dünne Decke oder eine Yogamatte. Anschließend werden sämtliche Muskelpartien nach und nach angespannt. Sie werden mit den Füßen beginnen, die Zehen anspannen und die Spannung für drei langsame Atemzüge halten. Als Nächstes werden alle Körperteile nach und nach folgen. Nach den Anspannungsphasen werden die Entspannungsphasen eingeleitet, die Sie dann besonders intensiv spüren können. In der ersten Fantasiereise werden Sie eine solche Form der Muskelentspannung praktisch kennenlernen.

SCHWERE- UND RUHEÜBUNG

In der ersten Phase der Übung sollten Sie sich mit Ihrem Kind immer nur auf einen Körperteil konzentrieren. Schlüsselsätze können sein:

„Mein linker Arm ist ganz schwer" oder „Ruhe durchströmt meinen linken Arm". Wiederholen Sie diese Sätze mehrere Male, damit sie sich wirklich in Ihrem Kopf sowie im Kopf Ihres Kindes festsetzen. Seien Sie nicht überrascht, wenn sich dies am Anfang etwas merkwürdig anfühlen mag. Sie beginnen ganz von vorn und müssen die Sätze verinnerlichen, um sie später für konkrete Veränderungen Ihres Körpers nutzen zu können. Nach einiger Übung können Sie das Schwere- und Ruheempfinden erst einmal auf beide Arme oder Beine ausweiten, mit dem Ziel, die Muskeln des Körpers vollständig zu entspannen. Schlüsselsätze am Ende der Übung können heißen:

„Mein ganzer Körper ist völlig ruhig" oder „Meine Arme und Beine sind angenehm schwer".

Achtung: Um Wiederholungen zu vermeiden, wird es in den nächsten Übungen nicht erwähnt. Jedoch wird vor jedem Satz, den Sie mit Ihrem Kind neu etablieren, die Formel „Ich bin ganz ruhig" gesprochen. Der Satz „Ich bin ganz ruhig" ist somit die Einleitung einer jeden folgenden Gedankenformel.

Für die Ruhe- und Schwereübung können Sie mit folgenden Bildern arbeiten:

- ✓ Ruhig wie die glatte Meeresoberfläche,
- ✓ So ruhig wie die Nacht,
- ✓ Schwer wie ein Stein,
- ✓ So schwer, als würde mein Körper auf dem Boden festkleben.

Eine beispielhafte Durchführung der Schwere- und Ruheübung kann wie folgt aussehen:

Ich bin ruhig, ganz ruhig. Mein ganzer Körper ist von Ruhe durchströmt. Von den Zehen bis zu den Haarspitzen bin ich ruhig.

WÄRMEÜBUNG

In der Wärmeübung ist das Ziel, die Blutgefäße zu erweitern, was in einem tatsächlichen Gefühl der Wärme in Armen und Beinen spürbar wird. Anfangs können Sie Arme und Beine voneinander trennen und in den Gedankenformeln separat voneinander ansprechen. „Meine beiden Beine sind ganz warm“ oder „Meine Arme werden von Wärme durchströmt“ sind Sätze, die Sie verwenden, um nach und nach den gewünschten Effekt zu erzielen. Während einer Übungsphase sagen Sie sich und Ihrem Kind diese Sätze ebenfalls mehrfach vor. Am Ende sollten Sie in der Lage sein, das Wärmegefühl in allen vier Extremitäten zu spüren. „Wärme durchströmt mich von Kopf bis Fuß“ kann ein Satz sein, den Sie schlussendlich etablieren.

Für die Wärmeübung können Sie mit folgenden Bildern arbeiten:

- ✓ Warm wie die Strahlen der Sonne,
- ✓ Angenehm wie angewärmtes Wasser,
- ✓ Wohlig warm wie eine Wintermütze.

Eine beispielhafte Durchführung der Wärmeübung kann wie folgt aussehen:

Ich bin ruhig, ganz ruhig. Meine Arme werden von Wärme durchströmt. Meine Arme fühlen sich ganz warm an. Wärme durchströmt meine Arme von den Fingerspitzen bis zu den Schultern. Die Wärme breitet sich in meinen Armen aus.

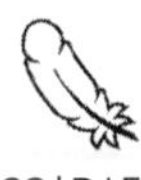

ATEMÜBUNG

Der Atem ist einer der wichtigsten Faktoren im Bereich der Entspannung. Durch langsame, tiefe Atmung können wir den Sympathikus unterdrücken, weil wir unserem Körper das Gefühl der Entspannung unmittelbar näherbringen. Das ist plausibel, wenn Sie sich verdeutlichen, dass wir in Stresssituationen sehr flach und schnell atmen und oft unter Luftnot leiden. Tiefe Atmung steht dem entgegen und ist somit der Ruhepol. „Meine Atmung ist ruhig und regelmäßig“ und „Mein Atem fließt von ganz allein“ können hilfreiche Sätze sein. Achten Sie darauf, dass Sie und Ihr Kind die Atmung nicht bewusst führen. Es geht darum, dass der Körper den eigenen, natürlichen Atemrhythmus findet, denn dieser vorgegebene Rhythmus erleichtert es Ihnen, in einen entspannten Zustand zu gelangen.

Für die Atemübung können Sie mit folgenden Bildern arbeiten:

- ✓ Mein Atem fließt wie ein Bach,
- ✓ Die Luft strömt wie der Strom eines Flusses durch meinen Körper,
- ✓ Mein Atem verteilt neue Kraft ganz von allein.

Eine beispielhafte Durchführung der Atemübung kann wie folgt aussehen:

Ich bin vollkommen ruhig. Mein Atem fließt von ganz allein. Meine ganze Atmung ist ruhig und regelmäßig. Von Kopf bis Fuß werde ich von meiner Atemluft erfüllt.

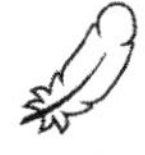

HERZÜBUNG

Wenn wir entspannt sind, schlägt das Herz kräftig und ruhig. Mit Kindern eignet es sich am besten, eine Formulierung zu verwenden, in der das Herz „klopft“ und nicht „schlägt“, da dieses weicher und angenehmer klingt. Da Sie mit Ihren Gedanken unmittelbaren Einfluss auf dieses überlebenswichtige Organ nehmen, muss ich an dieser Stelle einen Hinweis geben: Sollten Sie unter Bluthochdruck leiden, verwenden Sie bitte nicht den Begriff „kräftig“, da Ihr Herz ohnehin zu kräftig schlägt. In diesem Fall sprechen Sie bitte davon, dass Ihr Herz ruhig und regelmäßig schlägt. Sollte dies nicht der Fall sein, können Sie folgenden Satz mit Ihrem Kind etablieren: „Mein Herz klopft ruhig und kräftig.“ Viele von uns haben Schwierigkeiten, einen spürbaren Zugang zum eigenen Herzen zu bekommen, da das Herz keine Reize, wie zum Beispiel taktile Empfindungen, weiterleiten kann. Wenn wir zum Beispiel nach dem Sport das Herz klopfen spüren, tun wir dies über unseren Brustkorb und nicht über das Herz selbst. So sollten Sie sich in dieser Übung auf Ihren Puls als Erweiterung des Herzschlags konzentrieren. Mit ein wenig Übung wird Ihnen dies sicher gelingen.

Es ist hier jedoch zu erwähnen, dass nicht jedem die Herzübung guttut. Gerade, wenn Sie unter Bluthochdruck leiden oder Herz-Kreislauf-Erkrankungen im nahen Umfeld miterlebt haben, kann es zu Enge- und Angstgefühlen kommen. Führen Sie diese Übung dann bitte nicht aktiv mit durch, sondern konzentrieren Sie sich auf etwas anderes, wenn Ihr Kind die Übung durchführt. Sollte sich auch Ihr Kind auffällig verhalten, lassen Sie die Übung bitte weg, da Sie sonst dem Erstreben der Entspannung entgegenwirken.

Für die Herzübung können Sie mit folgenden Bildern arbeiten:

- ✓ Das Klopfen meines Herzens gleicht dem Rhythmus einer Trommel,
- ✓ Mein Herz klopft gleichmäßig wie die Tropfen eines Sommerregens,
- ✓ Das kräftige Klopfen meines Herzens ist der Rhythmus meines Lebensliedes.

Eine beispielhafte Durchführung der Herzübung kann wie folgt aussehen:

Ich bin ganz und gar ruhig.

Mein Herz klopft langsam und regelmäßig.

Kräftig spüre ich mein Herz in mir klopfen.

Das Klopfen meines Herzens erfüllt meinen gesamten Körper.

SONNENGEFLECHTSÜBUNG

Die Sonnengeflechtsübung bezieht sich auf den Bauchraum – den Solarplexus. Die Konzentration wird vor allem auf den Bereich zwischen dem Bauchnabel und den unteren Rippen gelenkt. Viele Stresssituationen sammeln sich im Bauchbereich, sodass Kinder und Erwachsene häufig unter Bauch- und Magenschmerzen oder Übelkeit leiden. Mit dem Gedanken, diesem Bereich Wärme zuzufügen, wird der Bauch entkrampft. Nach einiger Übung werden häufig Bauchgeräusche ausgelöst, weil sich die Muskeln lockern und entspannen und der Darm seine Tätigkeit aufnimmt. Um Ihrem Kind zu helfen, die Sonnengeflechtsübung durchzuführen, vermitteln Sie ihm das Bild, am Strand zu liegen und die warmen Sonnenstrahlen auf dem Bauch zu spüren. „Mein Bauch ist sonnenwarm" oder „Die Wärme der Sonne durchströmt meinen Bauch" sind Sätze, die Kinder häufig ansprechen.

Für die Sonnengeflechtsübung können Sie mit folgenden Bildern arbeiten:

- ✓ Mein ganzer Bauch ist sonnenwarm,
- ✓ Es fühlt sich an, als hätte ich warmen Kakao in meinem Bauch,
- ✓ Ein warmes Glücksgefühl ist genau in meinem Bauch.

Eine beispielhafte Durchführung der Sonnengeflechtsübung kann wie folgt aussehen:

Ich bin ganz, ganz ruhig. Wärme durchströmt meinen Bauch. Mein ganzer Bauch ist sonnenwarm. Die wohlige Wärme meines Bauches breitet sich zu allen Seiten aus.

STIRNKÜHLEÜBUNG

Als Letztes folgt die Stirnkühleübung, die auch Kopfübung genannt wird. Gerade bei Kindern, die unter Kopfschmerzen leiden, eignet sich der Satz „Mein Kopf ist frei und leicht" hervorragend. Die Gedankenformel „Mein Kopf ist angenehm kühl" erzeugt ein Bild des Windhauchs, der sanft die Stirn berührt. Durch diese Übung wird der Kopf ganz direkt angesprochen. Sie fördert die Konzentrationsfähigkeit. Direkt vor dem Einschlafen sollte sie demnach nicht genutzt werden, da ein kühler, aktivierter Kopf nicht schlaffördernd ist. Sie ist besser geeignet, wenn wir am Tag Ruhepausen haben und anschließend wieder frisch und frei starten möchten.

Für die Stirnkühleübung können Sie mit folgenden Bildern arbeiten:

- ✓ Meine Stirn ist windgekühlt,
- ✓ Ein kühles Tuch liegt auf meiner Stirn,
- ✓ Als würde ich die Stirn in den Kühlschrank halten.

Eine beispielhafte Durchführung der Stirnkühleübung kann wie folgt aussehen:

Ich bin vollkommen ruhig.

Meine Stirn ist angenehm kühl.

Ganz frei und leicht fühlt sich mein Kopf an.

Meine Stirn ist leicht und frei.

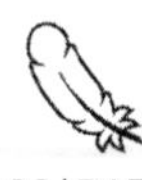

EIN VOLLSTÄNDIGER ÜBUNGSDURCHGANG

Um zu verdeutlichen, wie ein vollständiger Übungsablauf der Grundübungen aussehen kann, mache ich Ihnen diesen beispielhaft vor. Hier wird ein Übungsdurchlauf über einen ganzen Tag und nicht als Einschlafhilfe formuliert. Vor dem Schlafen entfallen sowohl die Stirnkühleübung als auch das Zurückkommen.

Selbstverständlich haben Sie die Möglichkeit, einzelne Sätze zu variieren und anzupassen, jedoch sollten die Gedankenformeln möglichst gleichbleibend sein, um sie fest zu integrieren. Nehmen Sie gemeinsam mit Ihrem Kind die Übungsposition ein, die Ihnen am besten liegt. Sorgen Sie dafür, dass die Übung störungsfrei durchgeführt werden kann. Nun haben Sie die Möglichkeit, das Folgende abzuspielen.

Wenn Sie geübt sind, können Sie auch selbstständig Übungsdurchgänge formulieren. Die Grundübungen gelten als Grundvoraussetzungen für einen optimalen Lerneffekt. Sicher ist Ihnen jedoch bewusst, dass es Ihr Kind auf Dauer nicht zufriedenstellen wird, die nackten Inhalte des autogenen Trainings immer und immer wieder zu hören.

Aus diesem Grund haben Sie in der Mittelstufe die Möglichkeit, autogene Inhalte mit geführten Fantasiereisen zu verknüpfen. Führen Sie also zu Trainingsbeginn als Erstes gemeinsam die progressive Muskelentspannung durch, um einen optimalen Zugriff auf Ihren Körper zu bekommen.

Wiederholen Sie die Muskelentspannung mehrere Tage lang. Anschließend bringen Sie Ihrem Kind die Gedankenformeln näher, mit denen Sie in der nun folgenden Mittelstufe arbeiten können. Die

Autosuggestionen, wie Sie sie im letzten Kapitel kennengelernt haben, sollten möglichst dreimal täglich durchgeführt werden.

Wenn Sie das Gefühl haben, dass Sie und Ihr Kind diese Elemente verinnerlicht haben, können Sie zur Mittelstufe übergehen. Kombinieren Sie hierfür gerne die Übungen, sodass Sie gezielt Muskeln an- und entspannen, die Grundformeln weiter festigen und einmal am Tag mit Fantasiereisen arbeiten.

Die erste folgende Fantasiereise nimmt Bezug auf die progressive Muskelentspannung, alle weiteren Reisen beziehen autosuggestive Inhalte mit ein. In der zweiten Fantasiereise werden hierbei alle Inhalte berücksichtigt, die weiteren Reisen nehmen Bezug auf einzelne Teile der Grundübungen.

Ebenso wie bei den Grundübungen sorgen Sie bitte für Ruhe und eine angenehme Temperatur. Falls Sie die Fantasiereise als Einschlafhilfe nutzen, sollte Ihr Kind bereits im Bett unter der Decke liegen, um während oder nach der Reise in den Schlaf gleiten zu können.

Durchführung des vollständigen Übungsdurchganges

Ich bin ganz ruhig, ganz ruhig. **Ruhe** durchströmt meinen Körper. Meine Beine sind ganz **schwer** und ich bin ruhig, ganz ruhig. Meine Arme sind ganz schwer und ich bin ruhig, ganz ruhig. Mein linker Arm ist angenehm warm. **Wärme** durchströmt meinen linken Arm. Mein rechter Arm ist angenehm warm. Wärme durchströmt meinen rechten Arm. Und ich bin ruhig, ganz ruhig. Beide Arme sind angenehm warm. Wärme durchströmt meine beiden Arme. Und ich bin ruhig, ganz ruhig. Mein linkes Bein ist angenehm warm. Wärme durchströmt mein linkes Bein. Mein rechtes Bein ist angenehm warm. Wärme durchströmt mein rechtes Bein. Und ich bin ruhig, ganz ruhig. Meine beiden Beine sind angenehm warm. Wärme durchströmt meine beiden Beine. Und ich bin ruhig, ganz ruhig. Meine beiden Arme und Beine sind ganz warm. Wärme durchströmt meine beiden Beine. Und ich bin ruhig, ganz ruhig. Mein **Atem** fließt ganz von allein. Er ist ruhig und regelmäßig. Mein Atem ist ruhig und regelmäßig. Er fließt ganz von allein. Und ich bin ruhig, ganz ruhig. Mein **Herz** klopft ruhig und kräftig. Mein Herz klopft ganz ruhig und ganz kräftig. Und ich bin ruhig, ganz ruhig. Mein ganzer **Bauch** ist sonnenwarm. Die Wärme durchströmt meinen ganzen Bauch. Mein Bauch ist ganz und gar sonnenwarm. Die Wärme durchströmt meinen ganzen Bauch. Und ich bin ruhig, ganz ruhig. Mein Kopf ist frei und leicht. Meine **Stirn** ist angenehm kühl. Ganz leicht und frei ist mein Kopf und meine Stirn ist angenehm kühl. Und ich bin ruhig, ganz ruhig. Ich beende jetzt die Übung, indem ich einmal tief ein- und ausatme. Ich spüre, wie die Energie meinen ganzen, entspannten Körper durchströmt. Ich strecke mich und spüre die neue Kraft in meinen Beinen, Armen und dem gesamten Körper. Nun öffne ich die Augen und starte mit neuer Energie in den Tag.

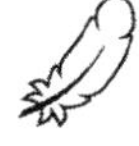

Geführte Fantasiereisen

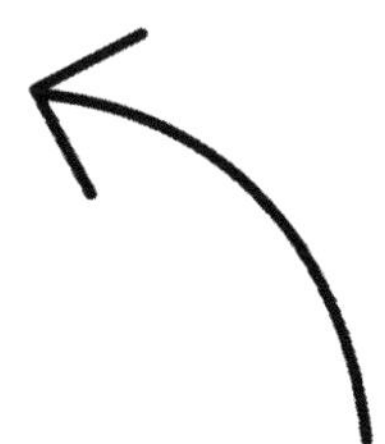

https://bit.ly/3W8ziWX

QR-Code oder Link zu allen Fantasiereisen zum Anhören

KÖRPERREISE ZUR PROGRESSIVEN MUSKELENTSPANNUNG –

„MIT ALL MEINER KRAFT"

Für diese Fantasiereise legst du dich mit dem Rücken auf den Boden. Ruckle dich kurz zurecht, bis du eine gute Position gefunden hast. Nun liegst du ganz sicher auf deiner Unterlage. Spüre, welche Teile deines Körpers auf dem Untergrund aufliegen. Spürst du die Hacken, die den Boden berühren? Wandere mit deiner Aufmerksamkeit nun etwas höher. Nimm die Punkte wahr, an denen deine Beine den Boden unter dir berühren. Auch dein Po liegt weich und sicher auf dem Untergrund auf. Wirf nun einen Blick auf deinen Rücken. An welchen Stellen hast du Kontakt zum Untergrund? Ist es die untere Rückengegend direkt über deinem Po? Oder spürst du den Boden erst in deinem oberen Rücken- und Schulterbereich? Spüre nun an deinen Armen hinunter. Berühren deine Oberarme den Boden? Die Ellenbogen? Die Unterarme? Mit welchen Teilen deiner Hand nimmst du Kontakt auf? Zuletzt ist dein Kopf an der Reihe. Als Verlängerung deines Nackens berührt er den Untergrund an einer Stelle. Welche Stelle ist das?

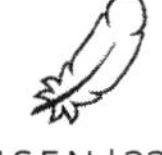

All diese Berührungspunkte geben dir Sicherheit. Sie verbinden dich mit der Erde unter dir und halten dich ganz fest. Du liegst sicher und völlig entspannt. Ein weiteres Mal wanderst du mit deiner Aufmerksamkeit deinen gesamten Körper entlang. Beginne mit den Füßen. Spüre, wie sie auf dem Boden aufliegen. Stelle dir nun vor, wie du mit ihnen eine Zitrone auspresst. Ziehe die Zehen beider Füße nach unten zusammen. Spanne deine Füße so stark an, dass du die Zitrone vollständig auspressen kannst. Denke dabei daran, tief zu atmen. Du atmest einmal tief ein... und aus... Halte die Spannung und atme ein zweites Mal tief ein... und wieder aus... Drücke die Zitrone weiter aus und atme ein drittes Mal tief ein... und wieder aus... Lasse die Füße nun ganz locker. Ihre Arbeit ist getan. Spürst du, wie angenehm leicht sie sich anfühlen?

Als Nächstes sind deine Beine an der Reihe. Sie wollen dir zeigen, wie kräftig sie sind. Drücke deine Beine hierfür vollständig auf die Matte. Mit aller Kraft versuchen deine Beine, die Unterlage wegzudrücken. Deine Waden sind hart wie ein Brett und deine Oberschenkel so angespannt, dass die Muskeln hervortreten. Halte die Spannung für einen Atemzug. Ein... und wieder aus... Für den nächsten Atemzug. Ein... und wieder aus. Und für den letzten Atemzug. Ein... und noch einmal aus... Entspanne deine Beine. Sie liegen jetzt wieder ganz ruhig auf dem Boden auf und werden eins mit dem Untergrund, der sie leicht und sicher hält.

Komme als Nächstes zu deinem Po. Spanne die Pobacken so stark an, als wollten sie deinen ganzen Körper balancieren. Spürst du, wie deine Körpermitte bei der Anspannung nach oben wandert und nur auf den Spitzen deiner Pobacken aufliegt? Halte auch diese Spannung drei Atemzüge lang. Nimm den ersten tiefen Atemzug. Ein... und wieder aus... Bleibe mit deiner Aufmerksamkeit bei deinem angespannten Po und atme ein zweites Mal tief ein... und

wieder aus… Ein letztes Mal. Ein… und wieder aus… Wenn du die Anspannung löst und deine Pobacken wieder ganz weich werden, sackt dein Körper zurück auf den Boden und ist wieder leicht und entspannt. Dein Po liegt ganz locker auf. Er braucht deinen Körper jetzt nicht mehr in die Luft zu heben.

Als Nächstes ist dein Bauch an der Reihe. Spanne deine Bauchdecke kräftig an. Hierfür ziehst du sie so stark nach innen, wie du kannst. Dein Bauch wird hart wie ein Brett. Achte dennoch darauf, dass du völlig frei atmen kannst. Wenn du die nächsten drei Atemzüge nimmst, sind diese dennoch tief und wohltuend. Atme einmal tief ein… und wieder aus… Halte die Anspannung in deinem Bauch und atme ein zweites Mal ein… und wieder aus… Und ein letztes Mal. Ein… und wieder aus… Dein Bauch wandert wieder nach außen und ist ganz weich und locker. Spüre, wie angenehm er sich anfühlt.

Um deinen Rücken anzuspannen, gehe kräftig ins Hohlkreuz. Ziehe dafür die Schulterblätter zusammen und bewege deinen ganzen Oberkörper nach oben. Nur deine Schultern berühren jetzt den Boden, wenn du einmal tief ein… und wieder ausatmest… Deine Schultern halten deinen Oberkörper in der Luft. Atme ein zweites Mal ein… und wieder aus… Spüre, wie dein Körper von der Kraft deiner Schultern getragen wird. Atme nun ein letztes Mal ein… und wieder aus… Lasse deinen Körper wieder auf den Boden unter dir hinabsinken. Die Schulterblätter entspannen sich und dein Rücken findet seinen Platz zurück auf dem Boden unter dir.

Komme als Nächstes zu deinen Armen. Mit deinen Händen hast du die Kraft, Wasser aus einem Stein herauszudrücken. Nimm in Gedanken einen Stein in jede Hand und drücke so fest zu, wie du kannst. Deine Hände, deine Unterarme und deine Oberarme sind so fest angespannt, als wären sie selbst der Stein, den du drückst.

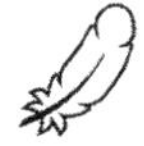

Schaue dir dabei zu, wie du das Wasser aus den Steinen herausdrückst, während du einmal tief ein... und wieder ausatmest... Drücke noch ein wenig fester und atme ein zweites Mal ganz tief ein... und wieder aus... Deine Arme und Hände beginnen, von deiner Kraft zu zittern, und du atmest ein drittes Mal ein... und wieder aus... Lockere nun deine Hände und Arme. Die Steine sind völlig leer und dürfen verschwinden. Deine Hände und Arme liegen wieder ganz sanft und leicht auf dem Boden auf.

Wandere nun mit deiner Aufmerksamkeit zu deinem Nacken. Den ganzen Tag trägt er deinen Kopf. Er möchte dir zeigen, wie viel Kraft tatsächlich in ihm steckt. Um deinen Nacken anzuspannen, drücke deinen Kopf fest auf den Boden. Spürst du die Anspannung, die von deinem Nacken bis in deinen Hals wandert? Konzentriere dich gleichzeitig auf die Anspannung und deine Atmung, wenn du einmal tief ein... und wieder ausatmest... Tue dies ein zweites Mal und atme tief ein... und wieder aus... Die Luft strömt trotz der Anspannung durch deinen Hals, wenn du ein drittes Mal ein... und wieder ausatmest... Entspanne deinen Hals und deinen Nacken. Dir ist nun klar, welche Arbeit die Muskeln in deinem Nacken den ganzen Tag tun. Du liegst nun wieder ganz entspannt auf dem Untergrund auf.

Als Letztes kommst du zu deinem Gesicht. Spanne alle Muskeln in deinem Gesicht so fest an, wie du nur kannst. Stelle dir dabei vor, dass alle Grimassen erlaubt sind und du dein Gegenüber zum Lachen bringen möchtest. Ziehe die Augenbrauen nach innen, kneife die Augen zusammen, reiße den Mund auf und strecke die Zunge weit heraus.

Als Nächstes kneife die Lippen zusammen und reiße die Augen auf. Jede Bewegung deines Gesichtes ist erlaubt. Atme bei deiner Gesichtsgymnastik einmal tief ein... und wieder aus... Und ein zweites

Mal ein... und wieder aus... Mache weiter mit dem Gesichtssport und atme ein drittes Mal ein... und wieder aus... Entspanne nun deine Gesichtszüge. Du hast dein Ziel erreicht und dein Gegenüber zu einem Lachanfall bewegt.

Spüre ein letztes Mal deinen gesamten Körper. Er hat sich kräftig angestrengt und für dich gearbeitet. Die Entspannung, die du gerade spürst, hat er sich vollkommen verdient. Spüre noch einmal, wie er ganz sanft und leicht auf dem Boden aufliegt. Werde dir bewusst, dass du gehalten wirst und ganz sicher bist.

Atme für diese Körperreise drei letzte Male tief ein und aus, bevor du die Augen öffnest, dich kräftig streckst und dir die Zeit nimmst, die du brauchst, um wieder in den Raum zurückzukommen. Ein... und aus... Ein zweites Mal. Ein... und wieder aus... Und ein letztes Mal. Ein... und wieder aus... Komme langsam zu mir zurück und nimm die Kraft deines Körpers für den weiteren Tag mit.

FANTASIEREISE MIT KOMBINIERTEN AUTOGENEN INHALTEN –

„MEIN EIGENER SANDSTRAND"

Du bist ganz ruhig. Du hörst nur meine Stimme. Nichts anderes ist in diesem Moment wichtig. Vergiss alles, was dich heute belastet hat. Du bist es wert, im Hier und im Jetzt zu sein. Und du bist ruhig, ganz ruhig. Wandere mit deinen Gedanken an einen Strand voller weißem Sand. Ziehe die Schuhe aus und stelle die Füße in den Sand. Spürst du, wie die einzelnen Sandkörnchen deine Füße kitzeln? Sie setzen sich zwischen deine Zehen und werden eins mit deinen Füßen. Der Sand unter deinen Füßen ist ganz warm. Und du bist ruhig, ganz ruhig. Spüre, wie die Wärme des Sandes von deinen Füßen aufgenommen wird. Deine Füße sind warm und immer wärmer. Die angenehme Wärme wandert an deinen Beinen hoch und breitet sich wohlig in dir aus. Setze dich mit dem Po in den Sand und lasse deine Hände hineinsinken. Spüre die Ruhe, die dieser Moment in dir auslöst. Du bist ganz ruhig und deine Füße und Beine sind wohlig warm. Auch deine Hände spüren die Wärme des Sandes und nehmen diese auf. Lasse deine Füße und deine Hände tief in den warmen Sand hineinsinken. Du bist vollkommen ruhig und deine Arme

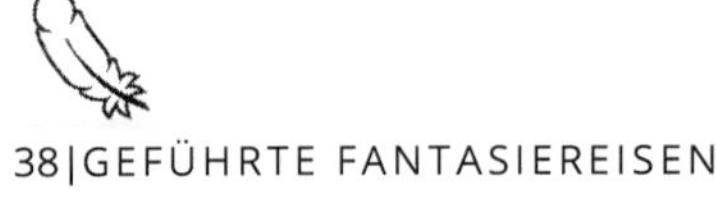

und Beine sind mollig warm. Nimm dir Zeit für diesen Moment, denn er gehört dir ganz allein.

Spüre die Ruhe, die sich von dem Sandstrand auf dich überträgt. Höre das Plätschern des Wassers einige Meter weiter. Lausche dem Klang der Möwen, die über dir kreisen. Und sei ruhig, ganz ruhig. Achte auch auf deine Atmung. Sie strömt wie der Wind, der angenehm warm über deinen Körper streichelt. Dein Atem ist ruhig und ganz entspannt. Spüre, wie dein Atem mit jedem Windhauch von ganz alleine in deinen Körper hinein… und wieder hinausströmt. Du bist ruhig, ganz ruhig und dein Atem fließt von ganz alleine.

Auch dein Herz passt sich deinem entspannten Atemrhythmus an. Spüre den Puls deines Herzens an deinen Unterarmen, die im warmen Sand versunken sind. Dein Herz klopft langsam und kräftig. Schaue dir die angenehm warmen Sonnenstrahlen an. Sie pulsieren gemeinsam mit deinem Herzen. Und du bist ganz ruhig, ganz ruhig. Der gesamte Ort strömt Ruhe und Entspannung aus. Du sitzt noch immer im Sand.

Deine Füße und Hände sind noch immer eins mit den Sandkörnchen. Die Sonne scheint warm und angenehm über dir. Der Klang der Möwenstimmen verbreitet eine angenehme Ruhe. Auch das Plätschern des Wassers klingt sanft und schön in deinen Ohren. Und du bist ganz ruhig und völlig entspannt. Nimm vorsichtig die Hände aus dem Sand. Sie sind ganz aufgewärmt und tragen die Wärme weiterhin in sich. Lasse dich in den Sand zurücksinken und schließe die Augen. Spürst du, wie die Ruhe noch ein wenig tiefer in dir einzieht? Du hörst weiterhin das leise, sanfte Plätschern des Wassers und die Laute der Möwen. Du spürst den warmen Sand in deinem Rücken.

Von oben scheint die Sonne mit ihren angenehmen Strahlen auf deinen Bauch hinunter. Spüre jeden einzelnen Sonnenstrahl, der deinen Bauch erwärmt und ihn entspannt. Und du bist ruhig, ganz ruhig. Fühle, dass dein Bauch sich ganz sonnenwarm anfühlt. Die angenehme Wärme breitet sich über deinen ganzen Bauch aus. Atme auch die warme Luft tief ein, um deinen Bauch von innen zu wärmen. Atme einmal ganz tief ein. Spüre, wie die Wärme sich nun auch von innen ausbreitet. Atme wieder aus, doch halte die Wärme in dir. Und du bist ganz ruhig. Um deinen Bauch noch ein wenig weiter aufzuwärmen, nimm deine vorgewärmten Hände hinzu. Lege sie sanft auf den Bauch – ein wenig über deinem Bauchnabel. Spüre, wie die Wärme deiner Hände sich noch mehr in deinem Bauch ausbreitet.

Du liegst im Sand und spürst die einzelnen Sandkörner unter dir. Ruckle dich noch ein wenig zurecht – gerade so weit, dass du ein wenig in den Sand einsinkst, ohne ganz herabzusacken. Spüre, wie der Sandstrand dich so weit umschließt, dass es sich für dich angenehm anfühlt. Und sei ruhig, ganz ruhig. Spüre, wie der Wind sanft über deinen Kopf streichelt. Deine Stirn wird ein wenig kühler als der Rest deines Körpers. Dein Kopf ist leicht und ganz frei. Mit jeder streichelnden Bewegung wird dein Kopf noch ein wenig leichter und freier. All deine Sorgen werden vom Windzug weggetragen und versinken im Meer. Dein Kopf ist leicht und leer. Und du bist ruhig, ganz ruhig.

Bleibe noch ein wenig im Sand liegen. Spüre den Sand, der dich umschließt und deinen ganzen Körper erwärmt. Spüre den Wind, der weiter über deine Stirn streichelt. Spüre die Sonnenstrahlen, die dich wärmen und wohlig fühlen lassen. Lausche dem Klang der Möwen und des Wassers um dich herum. Spüre, wie dein Herz im Sand pulsiert und langsam klopft. Auch deine Atmung ist ganz langsam und die Luft strömt von ganz allein in deinen Körper hinein.

Mit deinen nächsten drei Atemzügen atmest du die Kraft der Sonnenstrahlen ein. Spüre, wie du die Energie in dir aufnimmst, und speichere sie in deinem Körper ab. Wenn du gleich dreimal tief ein- und wieder ausgeatmet hast, komme zu mir in den Raum zurück. Atme einmal tief ein... Die Energie fließt in deinen Körper hinein und breitet sich von deinen Zehen bis zu deinen Haarspitzen aus. Atme wieder aus und stehe langsam aus dem Sandstrand auf. Atme ein zweites Mal ein. Die Sonne schenkt dir noch mehr Kraft für den weiteren Tag. Atme aus und lasse die Klänge des Wassers und der Möwen verschwinden. Atme ein drittes Mal tief ein und nimm noch mehr Kraft in dir auf. Beim letzten Ausatmen dieser Reise verschwindet der Sand unter deinen Füßen. Doch die Sonne bleibt. Denn sie begleitet dich für den Rest des Tages. Öffne die Augen und strecke dich kräftig. Gähne und komme vollständig in den Raum zurück. Mit neuer Kraft gestaltest du nun den Tag, der vor dir liegt.

FANTASIEREISE ALS ATEMÜBUNG –

„AN EINEM MAGISCHEN ORT"

Du bist hier im Raum und es gibt nichts, was dich gerade ablenkt. Schiebe alle Gedanken, die dich bis jetzt beschäftigt haben, beiseite. Sieh dir dabei zu, wie du jeden einzelnen Gedanken nimmst, anfasst und ihn von dir wegschiebst. Mit jedem der nächsten drei Atemzüge verschwindet ein unwichtiger Gedanke. Atme tief ein... Du hast später Zeit, deine Gedanken zu denken. Und atme wieder aus... Atme ein zweites Mal ein... Alle Gedanken an den Tag sind unwichtig. Und atme wieder aus... Atme ein drittes Mal ein... Du bist nur hier und du bist ganz ruhig... Atme wieder aus... Konzentriere dich ganz und gar auf meine Worte. Du bist ruhig, ganz ruhig.

Spüre, wie du auf dem Boden aufliegst. Du bist sicher und getragen. Lasse nun einen magischen Ort vor deinen Augen entstehen. Stelle dich dafür mit deinen Füßen ins Meer. Spüre, wie die Wellen deine Füße sanft umschwappen. Das Wasser ist angenehm warm und kitzelt deine Füße. Gehe einige Schritte tiefer in das Wasser hinein. Das ist ganz in Ordnung, denn du weißt, dass du unter Wasser atmen kannst. Spüre, wie das Wasser an deinen Beinen hinaufschwappt. Und du bist ganz ruhig.

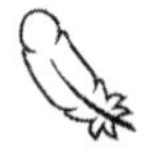

Die Ruhe des Wassers überträgt sich auf deinen ganzen Körper. Schaue dir das Meer noch einmal ganz genau an, bevor du eintauchst. Es ist so hellblau, dass du alles sehen kannst. Das Wasser ist einladend. Ganz sanft schwappt es hin und her. Das Meer ist still und hell und leuchtend. Es überträgt seine Ruhe ganz und gar auf dich. Und du bist ruhig, und ganz ruhig!

Gehe nun weiter in das Wasser hinein. Sei ganz entspannt. Du weißt, dass du unter Wasser atmen wirst, dass du alles um dich herum sehen und eine magische Welt entdecken wirst. Jederzeit kannst du wieder auftauchen. Das Meer ist dein Freund und du gehst tiefer hinein. Spüre das warme Wasser unter deinen Fingerspitzen und tauche schließlich hinab. Öffne die Augen im Wasser und siehe dich ein erstes Mal um, während du den Sand noch sicher unter deinen Füßen spürst. Du kannst über viele Meter alles sehen. Das Wasser ist hell und freundlich. Tauche wieder auf, damit du weißt, dass du jederzeit nach oben kommen kannst. Und dann mache einen entschlossenen Sprung hinein in das Wasser, das dein Freund ist.

Nimm einen ersten Atemzug unter Wasser. Spüre, dass du ganz einfach einatmen kannst, als wärst du an der Luft. Spüre, wie die Luft sich in deinem Körper ausbreitet. Du bist ruhig, ganz ruhig. Atme nun aus und schaue, wie die Luftblasen aus deinem Mund aufsteigen. Mit einem lustigen Durcheinander steigen sie hinauf zur Oberfläche und zerplatzen in der Ferne. Nimm einen weiteren tiefen Atemzug. Dein Atem fließt ganz von allein. Dein Atem ist langsam und getragen. Du bist ganz ruhig und nimmst die Ruhe des Wassers um dich herum wahr. Schaue ein weiteres Mal den Luftblasen deines Atems hinterher, als sie ganz von alleine im Wasser nach oben steigen. Schwimme nun unter der Wasseroberfläche umher. Tauche tiefer und höher, tauche zwischendurch auf, wenn dir danach

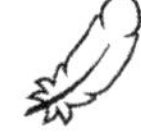

ist, und schaue dich erst einmal ganz in Ruhe um. Bei deinen nächsten drei Atemzügen hast du Zeit, das Meer ganz in Ruhe anzuschauen. Du bist ganz ruhig und atmest tief ein... Es fühlt sich ganz leicht an und dein Atem strömt ganz von alleine. Versichere dich beim Ausatmen, in welche Richtung die Blasen steigen. Denn du weißt genau, dass es dort nach oben geht. Schwimme nun in die Richtung, die dich am meisten anzieht, und nimm einen zweiten tiefen Atemzug. Ganz von allein strömt die Luft in dich hinein und versorgt dich mit Energie. Tauche so lange, bis dein Atem ganz allein aus deinem Körper heraus möchte. Lasse die Luft nach außen weichen und ziehe auf deinem Weg deine Luftblasen hinter dir her.

Nimm einen letzten Atemzug. Auch dieses Mal brauchst du nichts tun, weil die Luft ganz langsam und leicht in dich hineinströmt. Schaue dich noch einmal um und lege fest, in welche Richtung du deine Reise gleich fortsetzen möchtest. Atme dieses Mal ganz bewusst unter dir aus, sodass die Luftblasen, die unter dir aufsteigen, deinen Körper kitzeln, wenn sie aufsteigen. In diesem Moment spürst du deine Atemluft kitzelnd am ganzen Körper. Mache dich nun auf den Weg durch das Meer. Siehst du die vielen bunten Farben in der Ferne? Wunderschöne Korallen breiten sich auf dem Meeresgrund aus. Sie leuchten in allen Farben, die du dir vorstellen kannst. Ganz ruhig und entspannt tauchst du auf die Korallen zu. Tauche mitten in die bunten Unterwasserpflanzen hinein.

Schaue dir die bunten Pflanzen ganz genau an. Schnuppere auch an den bunten Blüten, die du so noch nie vorher gesehen hast. Du bist völlig ruhig und nimmst einen tiefen Atemzug, der ganz leicht in dich hineinströmt. Nimm den Duft der Pflanze tief in dir auf. Die Duftteilchen verbreiten sich in deinem gesamten Körper. Er wird durch deine Atemluft durch deinen ganzen Körper getragen. Atme nun die Luft aus und lasse die Luftblasen die Blüte vor dir kitzeln,

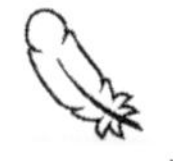

sodass sie sanft erzittert. Den Duft speicherst du in dir ab. Denn langsam musst du zurück an Land.

Du weißt, dass du den Duft der Unterwasserblüte tief in dir drin trägst, denn du hast ihn für immer in dir gespeichert. Ebenfalls ist dir klar, dass du jederzeit zu diesem magischen Ort zurückkehren kannst. Schaue dich ein letztes Mal um und speichere auch die Farben der Unterwasserwelt in dir. Nimm das Leuchten in dir auf und wende den Korallen schließlich den Rücken zu. Schwimme nun zurück zum Ufer. Mit drei Atemzügen kommst du dem Ufer immer näher. Du schwimmst ganz ruhig und entspannt und lässt die Luft in dich hineinströmen. Eins... Wenn du das nächste Mal ausatmest, ziehst du die Luftblasen in einem Schwall hinter dir her. Atme jetzt ganz entspannt aus... Mit deinem zweiten Atemzug berühren deine Füße den Sandboden unter dir. Du bist jetzt am Ufer angekommen. Atme ein zweites Mal tief ein... Und wieder aus... Die Luftblasen steigen nun kaum noch nach oben, weil dein Kopf bereits die Wasseroberfläche berührt. Gehe zwei Schritte weiter, lasse deinen Kopf aus dem Wasser hinausgleiten und atme ein drittes Mal ein... Und wieder aus...

Dieses Mal kannst du deinen Atem nicht mehr als Luftblase sehen. Dennoch spürst du die Leichtigkeit, mit der dein Atem aus dir herausfließt. Du stehst nun nur noch mit den Füßen im Wasser – ganz genauso wie am Anfang deiner Reise. Schüttele dich nun kräftig und schaue dabei zu, wie das Wasser von deinem Körper abperlt und um dich herumspritzt. Strecke dich ausgiebig und komme langsam zu mir in den Raum zurück. Deine Atmung ist dabei weiter ganz ruhig und langsam. Sie wird dich auch durch den restlichen Tag ganz frei hindurchtragen. Öffne die Augen, wenn ich bis drei gezählt habe, und nimm dir die Zeit, die du brauchst, um wieder zurückzukommen. Eins... Zwei... Drei...

FANTASIEREISE ALS WÄRMEÜBUNG –

„VON INNEN HERAUS"

Hast du schon einmal ein Glühwürmchen gesehen? Es sieht aus wie ein kleines, schwebendes Würmchen. Und sobald die Sonne hinter den Wolken verschwunden ist, schaltet es sein Lämpchen an. Stelle dir ein solches Würmchen einmal ganz genau vor. Schließe hierfür deine Augen. Du bist ruhig, ganz ruhig. Mache dich in Gedanken auf den Weg zu einem wunderschönen Baum, der in der Abendsonne steht. Siehst du den Baum vor dir? Er steht felsenfest im Boden und du spürst, wie seine Ruhe auf dich übergreift. Du bist ganz, ganz ruhig.

Gehe ein wenig dichter an den Baum heran. Du weißt, dass gleich, wenn die Sonne am Horizont versinkt, ein wunderschönes Lichtermeer entstehen wird. Setze dich zu den Wurzeln des Baumes nieder und lehne dich an seinen Stamm. Der Stamm ist wunderbar warm, von den abendlichen Sonnenstrahlen. Spüre die letzten Strahlen der Sonne nun auch auf deiner Haut. Spürst du, wie sie dich mit der letzten Kraft des Tages wärmt?

Strecke der Sonne deine Arme entgegen und fühle die sanfte Wärme, die dich streichelt. Du bist ganz ruhig und deine beiden Arme sind ganz angenehm warm. Nun ist es Zeit für die Sonne, schlafen zu gehen, damit sie morgen wieder für dich scheinen kann. Wünsche ihr in Gedanken eine gute Nacht, wenn sie langsam untergeht. In diesem Moment schleicht sich ein angenehmes Nachtblau heran. Wie schön sich die Farben von einen auf den anderen Moment geändert haben.

Du sitzt noch immer am Baum und bist ganz und gar von Ruhe durchströmt. Die Sonnenwärme ist noch immer in deinen Armen abgespeichert, sodass du ganz frei noch ein Weilchen sitzen bleiben kannst. Schaue dich ganz in Ruhe um. Du wartest auf das nächste Leuchten. Und schon entdeckst du einen ersten, zaghaften Schein in der Ferne. Fast sieht es so aus, als wäre ein winziger Stern an die Erde herangerückt und würde sich jetzt auf dich zubewegen. Schaue dem Leuchten zu, wie es langsam näher kommt. Du bist ganz ruhig und bleibst völlig still sitzen.

Und schon ist das Leuchten bei dir angekommen. Mit einer gleitenden Bewegung landet das kleine Glühwürmchen zu deinen Füßen. Es schaut mit seinen winzigen Augen zu dir hoch, als ob es abschätzen würde, ob es dir vertrauen kann. Und du bleibst völlig ruhig, um dem kleinen Tier Vertrauen zu schenken. Schaue das Glühwürmchen ganz in Ruhe an und gib ihm zu verstehen, dass du es nur anschauen magst. Nimm in dieser Zeit drei tiefe Atemzüge. Ein... Du bist ganz ruhig und schaust das Glühwürmchen an. Und wieder aus. Ein zweites Mal ein... Du siehst in den Augen des kleinen Tieres, dass es allmählich Vertrauen fasst. Und wieder aus... Ein letztes Mal tief ein... Das Glühwürmchen kommt ein Stückchen näher und setzt sich genau zu deinen Füßen. Und wieder aus... Du hast es geschafft.

Durch deine Ruhe hat das Glühwürmchen Vertrauen zu dir gefasst, es sitzt nun ganz entspannt neben deinen Füßen.

Es ist fast, als hätte ein Stern neben dir Platz genommen. Du bist völlig ruhig und schaust dabei zu, wie das kleine Lichtchen zu deinen Füßen schimmert. Langsam nehmen deine Füße das Licht auf und sie werden nach und nach immer wärmer. Du bist vollkommen ruhig und deine Arme sind mollig warm vom Sonnenlicht. Du bist vollkommen ruhig und deine Füße sind mollig warm vom Lichtchen des Glühwürmchens. Und dann passiert etwas, womit du nun wirklich nicht gerechnet hättest. Das Glühwürmchenlicht wird heller und dunkler und wieder heller und wieder dunkler. Fast sieht es so aus, als würde das Licht Zeichen geben.

Als du den Kopf hebst und in die Ferne siehst, erkennst du, dass es ganz genauso ist. Denn das Gras, welches bis gerade eben noch vollständig im Schatten gelegen hat, beginnt, zu schimmern. Wo du auch hinsiehst, erscheinen kleine Lichtchen, die an die Spitzen der Grashalme krabbeln und sich dann in die Luft erheben. In diesem Moment sieht es so aus, als wärst du umgeben von leuchtenden, winzigen Sternen. Schaue dich gut um. Siehe, wie die vielen Lichter auf der Stelle schwirren. Siehst du, wie die kleinen Glühwürmchen ein winziges Bisschen flackern, als wollten sie wie die Sterne am Himmel schimmern?

Nicke den Glühwürmchen zu, denn du hättest sie sehr gerne ein wenig näher bei dir. Schaue, wie die Tierchen langsam auf dich zuschweben. Siehst du, dass sie aussehen wie tausende, langsame Sternschnuppen? Und mit jedem Flattern ihrer winzigen Flügel tragen sie die Wärme ein wenig dichter an dich heran. Du bist vollkommen entspannt. Die Wärme der letzten Sonnenstrahlen durchflutet noch immer deine Arme.

Die Wärme des einzelnen Glühwürmchens auf dem Boden steckt noch immer in deinen Beinen. Und die Glühwürmchen, die nun langsam an dich heranschweben, übertragen ihre ganze Lichtwärme auf deinen Körper. Spüre, wie dein Körper Stück für Stück wärmer wird. Du bist vollkommen ruhig und dein Körper fühlt sich wunderbar warm an. Schaue dich einmal selbst dabei an, wie du mit dem Rücken an einem starken Baum lehnst. Um dich herum schweben tausende Glühwürmchen und schenken dir Wärme. Siehst du, wie du zwischen all den Tierchen sitzt? Siehst du, wie sie wie wunderschöne Sternschnuppen um dich herumschweben? Spüre die Wärme in dir und stelle dir vor, dass jedes einzelne Glühwürmchen dir in den nächsten Tagen einen Wunsch erfüllt – als wäre es wirklich eine Sternschnuppe. Schlüpfe jetzt wieder in deinen Körper hinein und siehe die Würmchen ein letztes Mal mit deinen eigenen Augen an. Nicke ihnen langsam zu, denn es wird Zeit für dich, zurückzukommen. Speichere die Lichtwärme tief in dir ab und vertraue darauf, dass all deine Wünsche in Erfüllung gehen mögen.

Lasse nun ein Glühwürmchen nach dem anderen verschwinden. Sieh zu, wie sie zurückweichen und langsam wieder im Gras versinken. Als Letztes folgt das kleine Tierchen, das bis eben gerade zu deinen Füßen gesessen hat. Es schwebt nun in die Lüfte und verschwindet in der Ferne. Wenn du gleich zu mir zurückkommst, spürst du die Stärke des Baumes, der dir den Rücken stärkt. Du spürst die Ruhe, die dir diese Begegnung geschenkt hat. Und du behältst die Wärme der tausenden Glühwürmchenlichter in dir drin. Sie ist es, die dir heute die weitere Energie für den Tag schenken wird. Öffne nun langsam deine Augen, strecke dich kräftig und versuche, einmal tief zu gähnen. Du bist nun bereit für den weiteren Tag.

FANTASIEREISE ALS SCHWEREÜBUNG –

„IN FERNEN WELTEN“

Du bist ganz ruhig und lauschst nur meiner Stimme. Spüre, wie dein Körper sich nach und nach entspannt. Höre, wie ich zu dir spreche, und stelle dir die Worte ganz genau vor. Wenn ich zähle, atmest du dreimal tief ein und wieder aus. Stelle dir dabei vor, wie dein Körper mit jeder Ausatmung ein wenig entspannter wird. Atme tief ein... Du bist ruhig, ganz ruhig. Und wieder aus... Dein Körper ist vollkommen schwer und liegt fest auf dem Untergrund auf. Ein weiteres Mal ein... Ruhe durchströmt dich. Und wieder aus... Dein Körper entspannt sich weiter und sackt noch ein wenig weiter in die Matte unter dir ein. Ein letztes Mal ein... Du bist ganz und gar ruhig. Und wieder aus...

Dein Körper ist jetzt schwer wie ein Stein, sodass du die Arme und Beine gar nicht mehr anheben magst. Mit diesem schweren Gefühl wirst du nun auf eine wunderbare Reise gehen. Schaue in Gedanken einmal aus dem Fenster des Zimmers heraus, in dem du dich gerade befindest. Siehst du, das von oben etwas näherkommt? Mit einem Affenzahn kommt es auf dich zu und landet direkt vor deinen Füßen.

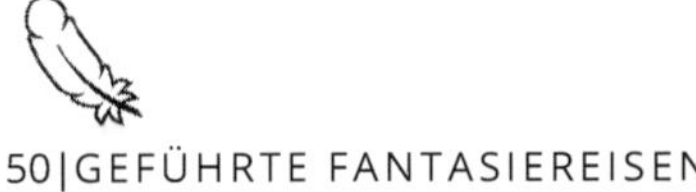

Es ist eine Rakete, die mit einem polternden „RUMMS" auf dem Boden aufsetzt. Steige in Gedanken in die Rakete ein und hebe ab. Dein Kopf fühlt sich dabei völlig frei an, aber dein Körper ist weiterhin schwer wie ein Stein. Spüre, wie die Rakete blitzschnellnach oben steigt und dich fest und kräftig in den Sitz hineindrückt. Spüre die Kraft, die diese Schwere in dir auslöst. Keineswegs fühlt es sich zu fest an. Im Gegenteil: So angenehm schwer hast du dich lange nicht gefühlt. Auf dem Weg weiter und weiter ins Weltall hinein wirst du ruhiger und ruhiger. Du bist vollkommen von Ruhe durchströmt und dein Körper ist von einer angenehmen Schwere umgeben.

Als die Rakete schließlich aufsetzt und sich die Türen öffnen, wirfst du einen ersten Blick nach draußen. Weil dein Körper so herrlich schwer ist, brauchst du keine Seile, die dich mit der Rakete verbinden. Du wirst auf keinen Fall wegschweben. Denn du bist die Schwere im schwerelosen Raum. Schaue, auf welchem Planeten du gelandet bist. Er ist strahlend rot und voller tiefer Krater. Setze einen Fuß auf den unter dir liegenden Mars. Ziehe das zweite Bein nach und spüre, wie die Schwere deines Körpers dich sanft auf dem Mars aufsetzen lässt. Mit beiden Beinen stehst du auf diesem fernen Planeten und du bist völlig ruhig und ganz entspannt. Dein Körper ist angenehm schwer und du weißt ganz genau, dass du hier ganz sicher stehst. Gehe einige Schritte hin und her und probiere, wie es sich auf diesem fremden Planeten geht. Spürst du einen Unterschied? Spürst du die Krater auf dem Boden, an die sich deine Füße anpassen müssen? Springe einmal so hoch in die Luft, wie du kannst. Siehst du, dass du nicht besonders hoch springen kannst?

Denn schon wirst du vom Mars angezogen, als wärst du ein einhundert Kilogramm schwerer Stein und nicht das Kind, das du doch eigentlich bist. Vor lauter Schwere fällst du glatt auf den Po. Du lachst

aus vollem Halse und fühlst dich weiter angenehm schwer und völlig ruhig. Schaue einmal in die Ferne. Dort vorne entdeckst du etwas, das du unbedingt näher sehen möchtest. Gehe dafür zurück in deine Rakete und zeige auf das, was du gesehen hast. Blitzschnell macht sie sich auf den Weg und bringt dich zu dem Stern, den du gesehen hast.

Als sie dieses Mal ihre Tür öffnet, begrüßt dich ein leuchtendes Gelb. Setze einen Fuß auf den Stern. Spürst du, wie er im Gegensatz zum Mars vollkommen glatt ist? Umrunde doch einmal jeden einzelnen Zacken des Sternes. Sei dir sicher, dass er dich hält. Denn auch dieses Mal ist es so, dass die Schwere deines Körpers vom Stern angezogen wird – ganz egal, an welcher Seite du dich gerade befindest. Setze dich noch für einen Moment auf eine Zacke, um dich umzusehen. Du weißt, dass du nicht mehr viel Zeit hier oben hast, und möchtest deine Wahl, welchen Planeten du als Letztes ansiehst, richtig treffen. Setze dich also hin und schaue dich gut im Weltall um. Du bist völlig ruhig und dein Körper ist ganz schwer, als du hier sitzt. Nichts anderes ist wichtig als die Planeten, die herumschweben. Dann hast du deine Entscheidung getroffen. Du steigst wieder in die Rakete ein und machst dich ein letztes Mal auf den Weg. Mit einem Affenzahn bringt dich die Rakete zum Saturn.

Du landest auf ihm und steigst ohne Mühe aus. Laufe mit Schwung auf den Rand des Saturns zu und springe hinüber zu dem Ring, der den Planeten umgibt. Du landest mit sicherem, festem Stand auf dem Ring und läufst, ohne zu zögern, los. Renne um den Ring herum und wieder herum und ein drittes Mal herum. Spüre, wie dich die Kraft deiner Schritte weiter und weiter nach außen zieht. Dein Körper ist so wunderbar schwer, wie nie zuvor. Du bist vollkommen ruhig und ganz und gar angenehm schwer. Du spürst gar nicht, wie die Zeit vergeht, als deine Rakete ohne Vorankündigung

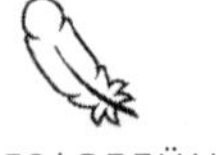

neben dir erscheint. Sie öffnet ihre Türen und du weißt, dass du nun deine letzte Runde drehen wirst. Gib noch einmal alles. Mit einem sicheren Sprung und ohne Zwischenstopp landest du schließlich im Inneren der Rakete. Du plumpst mit deinem Po mitten auf den Sitz und wirst wieder zur Erde hinuntergetragen. Wenn du gleich wieder zu mir zurückkommst, bist du bereits aus der Rakete ausgestiegen und befindest dich wieder hier im Zimmer. Die angenehme Schwere wird deinen Körper umgeben, wenn du die Augen öffnest. Ich zähle jetzt von zehn herunter und du schaust dabei zu, wie die Rakete auf dem Boden vor dem Zimmerfenster aufsetzt. Zehn, neun, acht... Die Rakete setzt mit einem angenehmen Rumsen auf. Sieben, sechs, fünf... Die Türen öffnen sich mit einem Zischen. Vier, drei... Du steigst aus der Rakete aus. Zwei, eins, null...

Du liegst wieder hier am Boden. Schwer wie ein Stein befindet sich dein Körper auf der Unterlage, während du die Augen öffnest. Du streckst dich kräftig und spürst, wie du die Schwere langsam aus deinem Körper vertreibst. Gähne einmal herzhaft, um wieder leichte Luft in dir aufzunehmen. Deine Arme und Beine lösen sich jetzt problemlos vom Boden und dein ganzer Körper ist wieder fähig, sich aufzusetzen. Starte nun mit Leichtigkeit in den Tag. Denn die Schwere der vergangenen Minuten hat alles Schlechte vertrieben. Du hast nun neue Kraft und Energie und kannst den Tag nutzen, wie du es gerne möchtest.

FANTASIEREISE ALS SONNENGEFLECHTSÜBUNG –

„EIN GUTES GEFÜHL"

Stelle dir vor, dass alles vollkommen gut ist. Denn jetzt ist es überhaupt nicht wichtig. In diesem Moment ist es ganz ruhig und still. Der Raum um dich herum ist ganz ruhig, das Einzige, was deine Ohren hören, sind meine Worte. Auch du bist ganz ruhig. Stelle dir einen großen, dicken Stein vor, der vor dir liegt. Es ist der Stein aus Sorgen und Ängsten, aus Wut und Traurigkeit. Alle Gefühle, die du nicht so gerne magst, sind jetzt in diesem großen, dicken und sehr schweren Stein. Sieh dir diese Gefühle einmal ganz genau an. Jedes Einzelne von ihnen ist wichtig. Die Wut, die den Stein ein wenig rötlich scheinen lässt, hat einen wichtigen Sinn. Denn sie ist es, die dich stark macht. Sie sagt dir, dass du für dich kämpfen musst, wenn jemand dich ärgert. Die Angst, die den Stein ein wenig erzittern lässt, ist sehr wichtig. Sie sagt dir, dass etwas gefährlich ist und du dich lieber fernhalten würdest. Deine Angst beschützt dich. Die Eifersucht, die das grünliche Moos auf dem Stein ist, zeigt dir, dass jemand dir wichtig ist und dass du dir wünschst, für diese Person ebenso wichtig zu sein. Die Traurigkeit, die als Tropfen am Stein hinabrinnt, zeigt dir, dass du dir Hilfe suchen solltest, weil du alleine gerade nicht zurechtkommst. All diese Gefühle fühlen sich oft nicht

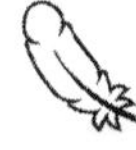

schön an. Dennoch sind sie genauso wichtig für dich wie Freude, Stolz oder Liebe.

Doch in diesem Moment spürst du kein Gefühl, das sich nicht gut anfühlt. Denn all diese Gefühle stecken in dem Stein vor dir. Streichle einmal kurz über den Stein und bedanke dich bei deinen Gefühlen. Sie leben mit dir zusammen und werden ihre wichtige Aufgabe erfüllen. Dann wende dem Stein den Rücken zu und gehe fort. Mit jedem Schritt wirst du ein wenig ruhiger. Mit jedem Schritt durchflutet dich ein wohliges Gefühl. Denn in diesem Moment lässt du die Gefühle, die du nicht gerne fühlst, hinter dir zurück. Sie sind jetzt nicht wichtig. Denn gerade ist alles gut. Und du bist vollkommen ruhig. Gehe weiter und weiter, bis der Stein nur noch ein Punkt in der Ferne ist, der hinter dir zurückbleibt. Und dann ist er ganz verschwunden.

Du gehst noch ein Stückchen weiter und bist nur mit dir und deiner inneren Ruhe allein. Vor dir taucht ein Wasserfall auf. Du hörst das Plätschern des sanft heruntergleitenden Wassers. Du siehst, wie sich das Sonnenlicht im Wasser spiegelt. Woher der Wasserfall kommt, ist nicht zu erkennen. Fast sieht es so aus, als würde er einfach so vom Himmel fallen. Gehe ein wenig näher an den strömenden Wasserfall heran. Strecke deine Hand aus, um zu schauen, ob das Wasser kalt oder warm ist. Als deine Hand den Wasserfall berührt, stellst du fest, dass das Wasser von der Sonne wohlig warm aufgewärmt ist. Es fließt einfach weiter und der Wärmestrom hört nicht auf. Als du so dastehst und die Hand unter den warmen Wasserstrom hältst, wirst du noch ein wenig ruhiger und noch ein wenig. Du bist ganz und gar ruhig und genießt nur diesen Moment. Du möchtest auch dein Gesicht mit dem Wasser anwärmen und führst deine Hand als Erstes zu deinem Mund. Da fällt dir etwas ganz Besonderes auf. Denn das warme Wasser schmeckt gar nicht nach

Wasser. Es schmeckt nach deinem liebsten, warmen Getränk. Ist es ein fruchtiger Tee? Oder ein süßer Kakao? Eine warme Milch mit Honig? Wonach schmeckt das Wasser, das in diesem Moment deine Lippen berührt? Forme mit deinen beiden Händen eine Schale und halte diese in den strömenden Wasserfall. Höre das Plätschern, siehe das Glitzern und spüre die Wärme, die in deine Hände fließt. Nimm nun die Schale zum Mund und probiere einen Schluck des Wassers. Du hast dich nicht getäuscht. Tatsächlich schmeckt das Wasser nach deinem Lieblingsgetränk. Spüre, wie die Wärme dieses Zauberwassers in deinen Bauch fließt. Du bist vollkommen ruhig und dein Bauch wird warm und wärmer, bis er so angenehm warm ist wie das Zauberwasser, das du gerade trinkst. Nimm drei weitere Schlucke und siehe, was passiert. Schluck eins... Das Zauberwasser strömt in deinen Bauch hinein. Schluck zwei...

Dein Bauch ist vom Wasser ganz sonnenwarm. Es fühlt sich an, als hätte das Wasser die Sonnenstrahlen gespeichert und würde diese nun deinem Bauch schenken. Schluck drei. Die sanfte Wärme in deinem Bauch breitet sich in deinem Körper aus und schenkt dir ein wohliges Gefühl. Gehe einen Schritt zurück und speichere die Wärme in dir ab. Du bist vollkommen von Ruhe durchströmt und die Wärme in deinem Bauch ist dein Geschenk des Tages. Wenn du gleich zurück in den Tag gehst, trägst du deine eigene kleine Sonne in deinem Bauch mit dir herum. Und wann immer eines der Gefühle aus dem Stein in dir aufkommt, weißt du, dass es vollkommen okay ist. Denn jedes Gefühl darf gespürt werden. Und du hast deine Sonne bei dir, die dir helfen wird, auch die Gefühle aus dem Stein anzunehmen, zu begrüßen, ihren Sinn zu erkennen und anschließend wieder in den Stein zurückzuschicken. Öffne bei drei deine Augen, strecke den ganzen Körper kräftig und starte in den Tag mit deiner eigenen wohligen Sonne in deinem Bauch. Eins... Zwei... Drei...

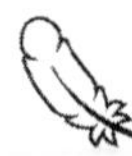

FANTASIEREISE ALS HERZÜBUNG –

„RHYTHMISCHE KLÄNGE"

Heute nimmst du an einem Konzert teil. Es ist das Konzert deines eigenen Körpers und du allein gibst den Takt vor. Sei dafür ganz und gar entspannt. Spüre, wo dein Körper den Untergrund, berührt und sei ruhig, ganz ruhig. Atme tief ein und wieder aus. Mit jedem Atemzug spürst du, wie du ruhiger und entspannter wirst. Lasse nun in deinem Kopf ein Konzert erklingen. Es ist ein Konzert aus lauten Trommeln, die durcheinander trommeln. Es ist ein Konzert aus Gitarren, die aneinander vorbeispielen. Es ist ein Konzert aus Flöten, die schiefe Töne quietschen. Lasse alle Instrumente, die du kennst, spielen. Hörst du, das nichts zusammenpassen mag? Rufe in Gedanken einmal laut „STOPP!". Und ein zweites Mal: „STOPP!" Und ein drittes Mal mit all deiner Kraft, damit auch jedes Instrument dich gut hören kann: „STOPP!"

Endlich ist Stille. Atme tief ein und aus, um die Stille um dich herum gut zu spüren. Du nimmst nichts anderes wahr als meine Stimme und deinen eigenen Atem. Alle Instrumente sind vollkommen ruhig geworden. Genau wie du. Denn du bist ganz ruhig und jeder Atemzug macht dich ein wenig ruhiger. Du weißt ganz genau, was

deinem Konzert gefehlt hat. Es ist der Takt, auf den jedes Instrument hören sollte. Und dieser Takt steckt ganz tief in dir drin.

Es ist der Takt deines Herzens, der das Konzert angenehm klingen lassen wird. Spüre das Klopfen deines Herzens. Es klopft ganz langsam und kräftig. Wenn du das Klopfen noch besser spüren möchtest, suche es in deinem Körper. Du kannst es auf deinem Oberkörper spüren oder an der Innenseite deiner Handgelenke. Vielleicht findest du das pulsierende Klopfen auch eher an der Seite deines Halses.

Fühle ganz vorsichtig nach, wo du das Klopfen am besten spüren kannst. Falls du es nicht finden kannst, gib dem Erwachsenen, der dich auf deiner Reise begleitet, ein Zeichen, dir zu helfen. Spüre nun das kräftige und langsame Klopfen deines Herzens. Konzentriere dich nur darauf. Du bist vollkommen ruhig und spürst dem Takt hinterher, den dein Herz vorgibt. Langsam setzt die Trommel ein. Sie trommelt den Takt deines Herzens nach. Stelle dir vor, wie jedes Klopfen deines Herzens zu einem Trommelschlag wird. Die Trommel trommelt langsam und kräftig, weil dein Herz den Takt vorgibt. Als Nächstes setzt der Bass ein. Mit tiefen, wohlklingenden Tönen spielt er im Rhythmus des Taktes, den du vorgibst.

Lausche einer Weile den Klängen, die sich aufeinander aufbauen. Lasse nun die Gitarre hinzukommen. Sie spielt eine Melodie, die zu deiner Stimmung passt. Die Trommel, der Bass und die Gitarre spielen den Anfang des Konzerts, das du in diesem Moment genießen darfst. Nimm als Nächstes die Flöten hinzu. Sie greifen die Töne der Gitarre auf und werden eins mit dem Lied, das durch dein Herz getaktet ist. Spüre das langsame, kräftige Klopfen deines Herzens noch einmal ganz genau und passe die Instrumente daran an. Alles klingt harmonisch, kräftig und intensiv. Nimm dir eine Weile Zeit, um dein Lied weiter zu gestalten.

Welches Instrument kommt als Nächstes hinzu? Stelle es dir vor und füge es in den Klang deines Herzensliedes mit ein. Hörst du die Instrumente, die rhythmisch und schön gemeinsam spielen? Spürst du den Takt, der in dir klopft? Wenn du magst, füge noch ein weiteres Instrument hinzu. Oder möchtest du jemanden singen lassen? Du kannst eine Gesangsstimme zu deinem Konzert hinzuzaubern. Vielleicht fällt dir in diesem Moment kein Text ein. Das ist völlig in Ordnung. Deine Stimme summt möglicherweise einfach nur eine kräftige, langsame Melodie, die sich harmonisch in dein Konzert einfügt. Höre deinem Lied noch eine Weile zu.

Du bist vollkommen ruhig. Du bist ganz und gar entspannt. Und dein Herz klopft langsam und ganz kräftig. Du hörst es an der Kraft, die dein eigenes Lied mitbringt. Lausche deinen Klängen. Wenn du magst, klopfe den Takt deines Herzens mit den Fingern oder wippe mit dem Fuß. Du darfst auch deine eigene Melodie summen, wenn dir danach ist. Fühle dich vollkommen frei, damit du dein Herzenslied noch ein wenig besser spüren kannst.

Atme dreimal tief ein und aus und lasse das Lied noch ein wenig deutlicher werden. Ein... Die Melodie deines Liedes wird zu einem Teil deines Körpers. Und wieder aus... Der Takt bleibt weiter kräftig und langsam. Ein zweites Mal ein... Dein Herzenslied ist tief in dir abgespeichert und du hast jederzeit Zugriff darauf. Und wieder aus... Ein letztes Mal ein... Die Instrumente verstummen langsam. Nur der Takt, der von deinem Herzen vorgegeben wird, bleibt bestehen. Und wieder aus...

Spüre noch einen Moment der Stille nach, die geblieben ist. Der Klang des Liedes klingt stumm in deinem Kopf nach, während das

Klopfen deines Herzens als einziges Überbleibsel bei dir bleibt. Falls du mit den Händen nach deinem Herzklopfen gefühlt hattest, lasse sie wieder neben dich gleiten.

Sie liegen nun ganz ruhig da, während dein Herz weiterhin langsam und kräftig klopft. Ich zähle gleich bis drei und dann kommst du langsam wieder zu mir in den Raum zurück. Dein Herzenslied wird in dir bleiben und dich begleiten, wann immer du darauf zugreifen möchtest. Eins... Deine Augen öffnen sich. Zwei... Dein Körper kommt in Bewegung und streckt sich langsam und kräftig... Drei... Du gähnst einmal kräftig und kommst wieder hier im Raum an.

FANTASIEREISE ALS STIRNKÜHLEÜBUNG –

„FREI WIE DER WIND“

Heute machst du dich auf den Weg, um einen ganz besonderen Ort aufzusuchen. Schließe die Augen und stelle dir vor, wie die Sonne über dir scheint. Mit jedem Strahl macht sie dich ruhig und noch ruhiger. Lasse unter deinen Füßen einen wunderschönen, weichen Sandstrand entstehen. Deine Zehen vergraben sich im Sand, während du noch ein wenig ruhiger und schwerer wirst. Schaue, wie vor deinen Augen das Meer entsteht. Es ist völlig glatt und genauso ruhig, wie du gerade bist. Die Sonne spiegelt sich in der glatten Wasseroberfläche. Schaue dir deinen Strand einen kurzen Moment an. Eines fehlt noch.

Denn auf dem Wasser, ganz in deiner Nähe, ist ein Boot. Schaue dir dein Boot an. Es ist ein Sportboot mit einem großen Motor. Außerdem ist es offen, sodass du oben an Deck stehen kannst, während du in das Boot einsteigst. Setze nun einen Fuß vor den anderen, bis du am Boot angekommen bist. Als du einsteigst, schwankt das Boot ein wenig hin und her. Dennoch bist du ganz ruhig, denn du weißt genau, dass das Boot dich sicher über das Meer tragen wird.

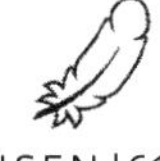

Setze dich auf den Fahrersitz und starte den Motor. Fahre nun langsam auf das Meer hinaus. Gib dafür erst einmal nur ein wenig Gas. Spüre, wie das Boot sich unter dir in Bewegung setzt und dich weiter hinausträgt. Fahre so weit hinaus, wie du dich wohlfühlst. Du darfst so weit fahren, dass der Sandstrand nicht einmal mehr in der Ferne zu sehen ist. Es ist aber auch vollkommen in Ordnung, wenn du den Sandstrand weiterhin in erreichbarer Nähe hast. Du bist weiterhin ganz ruhig und entspannt. Hier auf dem Boot bist du vollkommen sicher.

Gib probeweise einmal etwas mehr Gas. Auch dieses Mal ist es wichtig, dass du dich ganz und gar wohlfühlst. Gib so viel Gas, wie es sich für dich richtig anfühlt. Halte dein Gesicht in den Wind, der an dir vorbeizieht. Er kühlt deine Stirn auf angenehme Art. Spürst du, wie sich dein Gesicht angenehm kühl und frei anfühlt? Vielleicht hast du dich heute über etwas geärgert. Der Wind pustet es weg und macht deinen Kopf ein wenig freier und leichter. Vielleicht hast du im Laufe des Tages Angst gehabt. Auch dieses Gefühl wird vom Wind ganz einfach weggepustet. Warst du heute bereits traurig? Lasse den Wind seine Arbeit machen und deinen Kopf befreien. Was auch immer dich im Moment beschäftigt – auf deinem Boot hat es nichts zu suchen.

Gib darum noch ein wenig mehr Gas. Du bist vollkommen ruhig, während der Wind deine Stirn weiter abkühlt und deinen Kopf von allem befreit, was du gerade nicht bei dir haben möchtest. Wenn du dich völlig frei und ganz und gar leicht fühlst, komme zum Endspurt. Tritt das Gaspedal bis zum Anschlag durch. Du weißt genau, dass das Boot höchstens so schnell fährt, wie du es gerne magst. Vielleicht gleitest du über das Wasser und der Wind rauscht an dir vorbei. Möglicherweise fühlt es sich aber auch an, als würdest du über das Wasser fliegen und der Wind wie ein Sturm über dein

Gesicht fegen. Halte es ganz genauso, wie du es möchtest. Du bleibst dabei vollkommen ruhig.

Glücksgefühle durchströmen deinen Körper. Lache in Gedanken die Freude, die dich auf deiner Fahrt begleitet, hinaus. Dein Kopf ist so leicht und so frei wie lange nicht mehr. Schaue dir noch einmal zu, wie du über das Meer fegst.

Wenn ich bis drei gezählt habe, verlangsamst du dein Boot und kommst langsam an den Strand zurück. Eins... Noch bist du so schnell, wie du es gerne magst. Zwei... Der Wind kühlt dein Gesicht und dein Kopf ist vollkommen frei... Drei... Du nimmst den Fuß vom Gas und lenkst dein Boot langsam Richtung Sandstrand. Als du ankommst, steigst du langsam aus dem Boot. Setze dafür erst einen Fuß heraus, dann den zweiten. Lasse das Boot vor deinen Augen verschwinden.

Deine Fahrt ist für heute vorbei. Setze dich noch einen Moment an den Strand. Dein Körper fühlt sich wohlig warm und leicht an. Nur deine Stirn ist vollkommen kühl und frei. Fühle einmal mit deinen Händen nach. Lege sie auf deine Stirn und auf deine Wangen. Spürst du, wie kühl sie sich anfühlen? Fast ist es so, als würdest du mit den Fingerspitzen das Innere des Kühlschrankes berühren. Eine leichte Gänsehaut breitet sich auf deinen Unterarmen aus. Ein wohliger Schauer kriecht deinen Rücken entlang. Wie du so im Sand sitzt, spürst du noch die schaukelnden Bewegungen des Bootes unter dir. Du hast das Gefühl, dass der Wind noch immer an deinem Gesicht vorbeirauscht und dich weiterhin kühlt.

Und auch, wenn du gleich wieder hier in den Raum zurückkehrst, wirst du deinen kühlen Kopf bewahren. Er wird dich durch den Tag begleiten und dir dabei helfen, frei und ganz leicht zu bleiben. Lasse nun das Meer vor deinen Augen verschwinden.

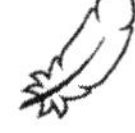

Der Sandstrand bleibt ganz und gar trocken zurück. Du bist nach wie vor ruhig, ganz ruhig. Nur deine Stirn bleibt kühl, frisch und frei. Lasse auch den Sandstrand unter deinen Füßen verschwinden und bleibe vollkommen ruhig. Behalte dabei deinen angenehm kühlen Kopf. Als Letztes verschwindet die Sonne. Und du bist vollkommen ruhig. Deine Stirn ist noch immer wunderbar kühl und ganz leicht.

Wenn ich bis drei gezählt habe, kommst du wieder zu mir in den Raum zurück. Eins... Du bist noch immer ganz ruhig. Zwei... Deine Stirn ist und bleibt wunderbar kühl. Drei... Du kommst zu mir in den Raum. Öffne deine Augen, strecke deinen ganzen Körper und halte deine Stirn weiterhin ganz kühl.

... liegt die Kraft

Wenn Sie dieses Kapitel hören, haben Sie es bereits weit geschafft! Sie haben vieles zum Thema Stress und Stressabbau gelernt. Außerdem haben Sie erfahren, inwiefern das autogene Training Ihnen und Ihrem Kind beim Abbau von Stress helfen wird. Vielleicht haben Sie auch bereits die Grundstufen erlernt oder sogar die eine oder andere Fantasiereise gemeinsam durchgeführt. Doch ganz egal, wie tief Sie bereits in die Praxis eingestiegen sind: Sie sind auf dem richtigen Weg! Denn Sie setzen sich aktuell mit einem Thema auseinander, welches in einer schnellen, unaufhaltsamen Gesellschaft mehr und mehr an Wichtigkeit gewinnt. Sie werden sich und Ihr Kind nachhaltig stärken, indem Sie in der Lage sein werden, Ruheinseln zu schaffen, wann immer es richtig und wichtig ist. Und genau diese Inseln werden Ihre Kraft und Energie wieder auftanken, damit Sie den Alltag mit Bravour leisten können.

Also:

Ich bin ruhig, ganz ruhig...

Ganz ruhig!